essentials

essentials liefern aktuelles Wissen in konzentrierter Form. Die Essenz dessen, worauf es als „State-of-the-Art" in der gegenwärtigen Fachdiskussion oder in der Praxis ankommt, komplett mit Zusammenfassung und aktuellen Literaturhinweisen. essentials informieren schnell, unkompliziert und verständlich

- als Einführung in ein aktuelles Thema aus Ihrem Fachgebiet
- als Einstieg in ein für Sie noch unbekanntes Themenfeld
- als Einblick, um zum Thema mitreden zu können.

Die Bücher in elektronischer und gedruckter Form bringen das Expertenwissen von Springer-Fachautoren kompakt zur Darstellung. Sie sind besonders für die Nutzung als eBook auf Tablet-PCs, eBook-Readern und Smartphones geeignet.

essentials: Wissensbausteine aus den Wirtschafts, Sozial-und Geisteswissenschaften, aus Technik und Naturwissenschaften sowie aus Medizin, Psychologie und Gesundheitsberufen. Von renommierten Autoren aller Springer-Verlagsmarken

Dominik Maurer

Hyperbare Oxygenation in Neurologie und Neurotraumatologie

Klinische und experimentelle Anwendung bei Schlaganfall und Schädelhirntrauma

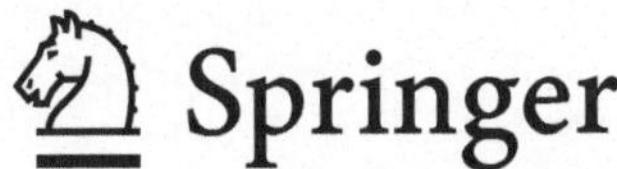

Dr. Dominik Maurer
Medizinische Universität Graz
Graz
Österreich

ISSN 2197-6708   ISSN 2197-6716 (electronic)
essentials
ISBN 978-3-658-13024-4   ISBN 978-3-658-13025-1 (eBook)
DOI 10.1007/978-3-658-13025-1

Die Deutsche Nationalbibliothek verzeichnet diese Publikation in der Deutschen Nationalbibliografie; detaillierte bibliografische Daten sind im Internet über http://dnb.d-nb.de abrufbar.

Springer

Gedruckt auf säurefreiem und chlorfrei gebleichtem Papier

Springer ist Teil von Springer Nature
Die eingetragene Gesellschaft ist Springer Fachmedien Wiesbaden

Was Sie in diesem Essential finden können

- Die Anwendung der hyperbaren Sauerstofftherapie bei ischämischen sowie traumatischen Krankheitsbildern aus der Neurologie und Neurotraumatologie ist der Fokus des nachfolgenden Essentials. Dabei wird die aktuelle experimentelle und klinische Datenlage zum HBO-Einsatz beim akuten ischämischen Insult, beim akuten Schädelhirntrauma sowie in der Behandlung von chronischen Spätfolgen nach Schädel-Hirn-Trauma ausgewertet und beurteilt.
- Neben einer jeweils kurzen Einführung in die pathogenetischen und therapeutischen Grundlagen beim Schlaganfall und Schädel-Hirn-Trauma wird für jedes hierin beschriebene Erkrankungsbild auch der aktuelle Stand bezüglich der Wirkungsweise der HBO auf molekularer Ebene beleuchtet.
- In der Anwendung bei traumatischen Schädelverletzungen hat sich im Laufe der letzten beiden Jahrzehnte ein neues Behandlungskonzept, die so genannte „low-pressure"-HBO entwickelt. Dieses Verfahren, welches sich vor allem in der Behandlung chronischer Spätfolgen nach SHT etabliert, eröffnet einen neuen Weg im Verständnis der HBO-Wirkung. Mit der Abkehr vom Prinzip „möglichst viel Sauerstoff" hin zu einer Drucklimitierung kann auch auf pathophysiologischer Basis erklärt werden, weshalb durch die HBO eindrucksvolle Verbesserungen der neurofunktionellen Leistungen resultieren, wie im Kapitel der Neurotraumatologie beschrieben wird.

Vorwort

Grundlage dieses Essentials bildet meine Diplomarbeit zum Abschluss des Medizinstudiums an der Medizinischen Universität Graz. Neben diesem Essential über die Anwendung der hyperbaren Sauerstofftherapie bei ausgewählten Krankheitsbildern aus der Neurologie und Neurotraumatologien haben sich aus meiner Diplomarbeit auch folgende, weitere Essentials zur Thematik der hyperbaren Sauerstofftherapie entwickelt: Hyperbare Oxygenation in der Infektiologie; Hyperbare Oxygenation bei Wundheilungsstörungen.

Als Einführung in die Thematik für alle Essentials ist auch ein Essential über die geschichtlichen, physikalischen und physiologischen Grundlagen der hyperbaren Oxygenierung erschienen: **Hyperbare Oxygenation und Tauchmedizin – Eine Einführung.**

Das Institut der Medizinischen Universität Graz, an dem die Arbeit entstanden ist, gehört zu den größten und renommiertesten HBO-Zentren Europas und verfügt über die größte Druckkammer in Westeuropa. An dieser Stelle geht mein Dank an die Leiterin der Abteilung für Thorax- und hyperbare Chirurgie des LKH Graz, Frau Prof. Freyja-Maria Smolle-Jüttner für die fachliche Beratung und hervorragende Zusammenarbeit.

Ich danke dem Springer Verlag für die Möglichkeit die Arbeit auf diesem Wege veröffentlichen zu können und wünsche allen Lesern einen interessanten Einblick in die Thematik der hyperbaren Oxygenation und den Stellenwert in der Neurologie und Neurotraumatologie.

Linz im August 2015 Dr. Dominik Maurer

Inhaltsverzeichnis

HBO beim akuten ischämischen Insult

1

In den westlichen Industrieländern stellt der Schlaganfall nach Myokardinfarkten und Malignomen die dritthäufigste Todesursache und die am häufigsten zur dauerhaften Invalidität führende Erkrankung dar (Solmazgul et al. 2007). Unter dem Begriff „akuter Schlaganfall" oder „Insult" wird ein akut auftretendes neurologisches Defizit zerebrovaskulärer Ursache verstanden, wobei eine Unterscheidung in ischämischen und hämorrhagischen Insult getroffen wird. Dabei treten ischämische Hirninfarkte mit einer Häufigkeit von 85 % deutlich häufiger als zerebrale Hämorrhagien auf, welche nur jeden 6–7 Schlaganfall ausmachen (Lichy et al. 2010). Früher wurde vom vollendeten Hirninfarkt (engl. „completed stroke") die transitorische ischämische Attacke, kurz TIA, abgegrenzt, jedoch zeigt die moderne Bildgebung mittels diffusionsgewichteter MRT, dass bei 40 % der TIA-Fälle mit Symptomdauer über einer Stunde Hirnläsionen detektierbar sind, die TIA daher als Hirninfarkt mit schneller und vollständiger klinischer Rückbildung zu verstehen ist (Lichy et al. 2010).

Pathophysiologisch tritt beim akuten ischämischen Insult der Verschluss eines hirnversorgenden Gefäßes mit nachfolgender kritischer Minderperfusion des zu versorgenden Hirnareals auf. Hinsichtlich der Ätiologie kann dabei eine Unterteilung der ischämischen Insulte nach den fünf häufigsten Ursachen erfolgen (Schellinger et al. 2005; Lichy et al. 2010).

> Die fünf häufigsten Ursachen für ischämische Insulte:
> 1. Atherothrombotischer Verschluss oder arterioarterielle Embolie extra- und intrakranieller Gefäße
> 2. kardioembolische Infarkte, insbesondere bei Vorhofflimmern oder persistierendem Foramen ovale

© Springer Fachmedien Wiesbaden 2016
D. Maurer, *Hyperbare Oxygenation in Neurologie und Neurotraumatologie,*
essentials, DOI 10.1007/978-3-658-13025-1_1

3. zerebrale Mikroangiopathie mit subkortikalen lakunären Infarkten
4. spezifische, seltene Ursachen: Gefäßdissektionen, Vaskulitiden, thrombophile Diathesen, genetische Syndrome
5. kryptogene Insulte mit oder ohne suffizienter ätiologischer Abklärung

Die klinische Symptomatik des akuten Schlaganfalls ist abhängig vom jeweils betroffenen Gefäßgebiet. So kommt es bei proximalen Verschlüssen der Arteria cerebri media zu kontralateralen brachiofacial betonten Hemiparesen, globaler Aphasie, Dysarthrie oder Neglekt. Verschlüsse der A. cerebri anterior hingegen bedingen vor allem beinbetonte Hemiparesen und beim Befall der A. cerebri posterior steht die homonyme Hemianopsie im Vordergrund. Bei Verschlüssen des vertebrobasilären Stromgebiets einschließlich der Basilaristhrombose sind unterschiedlich ausgeprägte, fluktuierende Paresen, Vigilanzstörungen sowie Kleinhirn- und Hirnstammsymptome wie Doppelbilder, Drehschwindel, Erbrechen, Nystagmus oder Ataxie charakteristisch (Weimar et al. 2013).

Die Diagnostik bei Verdacht auf einen ischämischen Insult beginnt nach unmittelbarer Sicherung der Vitalparameter, Legen eines peripheren Zugangs und Abnahme eines Basislabors mit einer syndromorientierten klinisch-neurologischen Untersuchung (Lichy et al. 2010). Zur Standardisierung der Befunde sowie Erhebung des klinischen Schweregrades wird dabei häufig auf die „National Institutes of Health Stroke Skala (NIHSS)" zurückgegriffen (Weimar et al. 2013). Die NIHSS bezieht neben der Beurteilung von Bewusstseinsgrad, Augenbewegungen und Hemianopsie auch das Vorliegen von Gesichts-, Arm- und Beinparesen mit ein. Dazu erfolgt die Überprüfung von Sensibilität, Sprache, Dysarthrie, Neglekt und Ataxie, so dass eine maximale Punktesumme von 42 Punkten erreicht werden kann, wobei höhere Punkteanzahlen schlechtere neurologische Befunde widerspiegeln (Lichy et al. 2010). Bei den bildgebenden Verfahren stellt die Computertomographie (CT) in der Akutdiagnostik das Mittel der Wahl dar, obgleich das zerebrale Infarktareal häufig erst nach mehreren Stunden sicher abgrenzbar ist (Lichy et al. 2010; Weimar et al. 2013). Hierbei können die so genannten Infarktfrühzeichen, wie eine verminderte Abgrenzbarkeit von Basalganglien und Kortex, verstrichene Sulci oder das hyperdense Mediazeichen Hinweise auf ein ischämisches Geschehen liefern (Weimar et al. 2013). Der Vorteil der MRT liegt neben der Detektion kleinster ischämischer Läsionen bereits in der Frühphase der Ischämie vor allem im Nachweis des arteriellen Gefäßverschlusses mittels MR-Angiographie. Zudem kann durch die Differenz von perfusions- und diffusionsgewichteter Aufnahme (PWI/DWI-Missmatch) die Zone der Penumbra MR-morphologisch dargestellt werden (Schellinger et al. 2005; Weimar et al. 2013).

Abb. 1.1 Zone der
Penumbra beim ischämi-
schen Insult – freigegeben
durch Prof. Dr. med. Ralf
Baumgartner – Neurologie
FMH-Leiter Stroke Center
und Neurozentrum Klinik
Hirslanden (Schweiz)

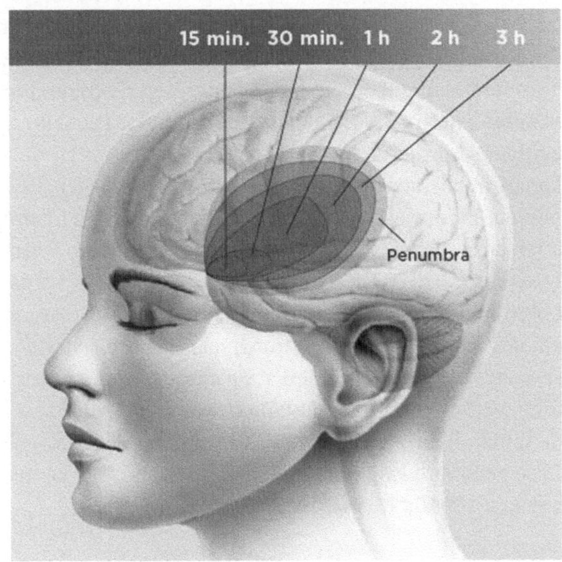

Die Penumbra (dt. Halbschatten) beschreibt ein den Infarktkern umgebendes
Gewebeareal mit gestörter neuronaler Funktion bei noch erhaltener Zellvitalität
aufgrund residualer Perfusion unter anderem über piale Kollateralgefäße (Ringelstein et al. 2001; Lou et al. 2004). Abbildung 1.1 demonstriert die Zone der ischämischen Penumbra und deren Ausbreitung nach Insult:

Das Phänomen des verzögerten Zelluntergangs in der Penumbra beruht neben
der erhaltenen Restperfusion auch auf dem Vorherrschen des apoptotischen Zell-
tod-Pathways gegenüber dem raschen nekrotischen Zelluntergang im Ischämie-
kern (Ringelstein et al. 2001; Li et al. 2008). Wie in obiger Grafik ersichtlich gehen
mit zunehmender Ischämiedauer die Gewebeanteile der Penumbra sukzessive zugrunde, so dass im ungünstigsten Fall bereits nach wenigen Stunden die Penumbra
vollständig in den Infarkt übergegangen ist. Man spricht in diesem Zusammenhang
von der Penumbra-zu-Infarkt-Transformation (Ringelstein et al. 2001).

Die derzeit verwendeten akuttherapeutischen Ansätze zur raschen und langan-
haltenden Wiederherstellung der Gewebeperfusion sowie Reoxygenieurng greifen
auf dem Konzept der Penumbra an und dienen in erster Linie der Insulteindäm-
mung durch den Erhalt dieser strukturell gefährdeten, ischämischen Randzone
(Schellinger et al. 2005).

So ist nach der aktuellen Empfehlung der Europäischen Schlaganfall-Organisa-
tion und Deutschen Gesellschaft für Neurologie zur Reperfusion des betroffenen
Insultareals eine systemische Lyse mit gewebespezifischem Plasminogenaktivator

(rt-PA, Alteplase) zugelassen (Lichy et al. 2010; Weimar et al. 2013). Jedoch ist der Einsatz dieses systemischen Lyseverfahrens lediglich auf die ersten 4,5 h nach Symptombeginn begrenzt, da über diesen Zeitraum hinaus kein signifikanter Nutzen der Thrombolyse mehr zu erwarten ist (Schellinger et al. 2005). Trotz frühzeitigem Einsatz von rt-PA zeigt sich, dass durch die systemische Lyse eine Rekanalisationsrate von nur etwa 50 % zu erreichen ist, da spezielle Gefäßbefunde wie ein langstreckiger Verschluss der A. carotis interna, ein Karotis-T-Verschluss oder ausgedehnter proximaler Mediaverschluss vermindert auf die systemische Lyse ansprechen. Hierbei können eine arterielle, lokale Applikation eines Thrombolytikums sowie die interventionelle Thrombusbergung mittels Stentretriever mit einer 80 %igen Rekanalisierungsrate Abhilfe schaffen. In vielen Zentren mit entsprechender interventioneller Erfahrung wird zudem auf das sogenannte „Bridging-Verfahren", eine kombinierte intravenös-intraarterielle Lyse zurückgegriffen, da durch die intravenöse Vorab-Lysierung der Zeitverlust durch die für die lokale Lyse benötigte Angiographie überbrückt werden kann (Schellinger et al. 2005; Lichy et al. 2010; Weimar et al. 2013).

1.1 Rationale für den HBO-Einsatz beim Insult – experimentelle Datenlage

Da die zerebrale Hypoxie den entscheidenden Faktor der akuten und sekundären zerebralen Zellschädigung darstellt, erscheinen aus pathophysiologischer Sicht eine ausreichende Oxygenierung zum Schutz der Penumbra und darauf basierend auch der Einsatz der hyperbaren Sauerstofftherapie ein sinnvoller Therapieansatz zu sein (Lichy et al. 2010; Veltkamp et al. 2005). Trotz der enttäuschenden Ergebnisse der experimentellen Pilotstudie über den HBO-Einsatz beim ischämischen Insult von Jacobson und Lawson aus dem Jahre 1963 rückte in den letzten zwei Jahrzehnten die HBO wieder in den Fokus der experimentellen Insult-Forschung (Jacobson et al. 1963; Michalski et al. 2011). Dabei liegt die Zielsetzung der aktuellen experimentellen Studien vor allem in der Aufdeckung der zugrunde liegenden Wirkmechanismen der Neuroprotektion durch die HBO. So zeigen zwei unabhängige Studien von Atochin et al. 2000 und Miljkovic-Lolic 2002 eine signifikante Abnahme des Leukozyteninfiltrationsmarkers Myeloperoxidase im Tiermodell einer A. cerebri media-Okklusion (MCAO, middle cerebral artery occlusion) bei einer HBO von 2,8–3,0 ATA für 45–60 min, wobei kein signifikanter Unterschied zwischen einer HBO-Präkonditionierung oder unmittelbarer Anwendung post MCAO besteht (Atochin et al. 2000; Miljkovic-Lolic et al. 2003). Diese Daten verdeutlichen aber, dass analog zu beschriebenen Ischämien an Herz, Niere oder Leber die Sekundärschädigung des Gehirns nach ischämischem Insult auch auf inflammatorischem Wege über die Neutrophilengewebsinvasion abläuft und dieser Reperfusionsschaden durch die HBO effektiv gesenkt werden kann (Miljkovic-Lolic et al. 2003). In einer weiteren tierexperimentellen Studie mit permanenter MCAO führte eine 4-malige HBO-Präkonditionierung bei 2,5 ATA/60 min in der Penumbra zu einem signifikanten Anstieg der antioxidativen Enzyme SOD (Superoxiddismutase) und CAT (Catalase) gegenüber der nichtoxygenierten MCAO-Gruppe. Unklarer Weise unterlag die Gluthationperoxidase keiner signifikanten Beeinflussbarkeit durch die HBO. Als Folge der Hochregulierung der antioxidativen Enzyme zeigte sich in der MCAO+HBO-Gruppe eine signifikante Reduktion der Lipidperoxidation, gemessen über die MDA-Konzentration (Malondialdehyd). Zudem wies die histopathologische Untersuchung der Rattenhirne in der Penumbra bei den hyperoxygenierten Tieren eine signifikant höhere Anzahl intakter Neurone gegenüber der reinen MCAO-Gruppe auf. Unter dem Wissen, dass der neuronale Zelluntergang der Penumbra hauptsächlich über den apoptotischen Pathway abläuft, gehen die Autoren dieser Studie von einer HBO-induzierten Apoptosehemmung beim ischämischen Insult aus (Li et al. 2008). In einer Folgestudie der gleichen Gruppe konnte diese Hypothese bestätigt werden. Während der Apoptose kommt es in der Zelle zur Freisetzung von mitochondrialem Cytochrom c ins Zytosol und in weiterer Folge zur Freisetzung der Caspasen 3 und 9. Diese wiederum tragen zur Degraduierung des Zytoskeletts, DNA-Fragmentierung und schließlich zur Apoptose bei. Diesem Signaltransduktionsweg wirkt eine Hochregulierung des antiapoptotischen Bcl-2-Proteins bei gleichzeitiger Abnahme des proapoptotischen Bax entgegen. Bei einer HBO-Präkonditionierung unter 2,5 ATA/60 min war in der MCAO+HBO-Gruppe gegenüber der MCAO-Gruppe eine signifikante Reduktion der Caspasen 3 und 9 sowie im Westernblot eine signifikante Reduktion der Cytochrom-c-Aktivität zu beobachten. Ebenso konnte durch die verstärkte Aktivität des Bcl-2-Proteins ein signifikanter Anstieg der Bcl-2/Bax-Ratio verzeichnet werden. So wiesen die penumbralen Zonen der hyperoxygenierten Rattenhirne in der TUNEL-Färbung signifikant weniger TUNEL-positive, apoptotische Neurone als die Tiere der MCAO-Gruppe auf (Li et al. 2009). Neben der Beeinflussung über die pro- und antiapoptotischen Proteine wird der programmierte Zelltod auch über den hypoxieinduzierten Faktor 1-α gesteuert. Wie in nachfolgender Abb. 1.2 dargestellt, führt eine Akkumulation von nukleärem HIF-1α über die Apoptosefaktoren p53 und BNIP3 zum Zelltod.

Die HBO wirkt über Hemmung von HIF-1α dessen Akkumulation und so der Apoptose entgegen und fördert gleichzeitig die HIF-1α-induzierte Neurogenese (Mu et al. 2011). Tierexperimentell zeigte sich bei den mit 3,0 ATA/95 min hyperoxygenierten MCAO-Fällen gegenüber den normobar oxygenierten Tieren (100 %O$_2$ bzw. Luft) in der Immunfluoreszenz eine Reduktion der HIF-1α-Dichte

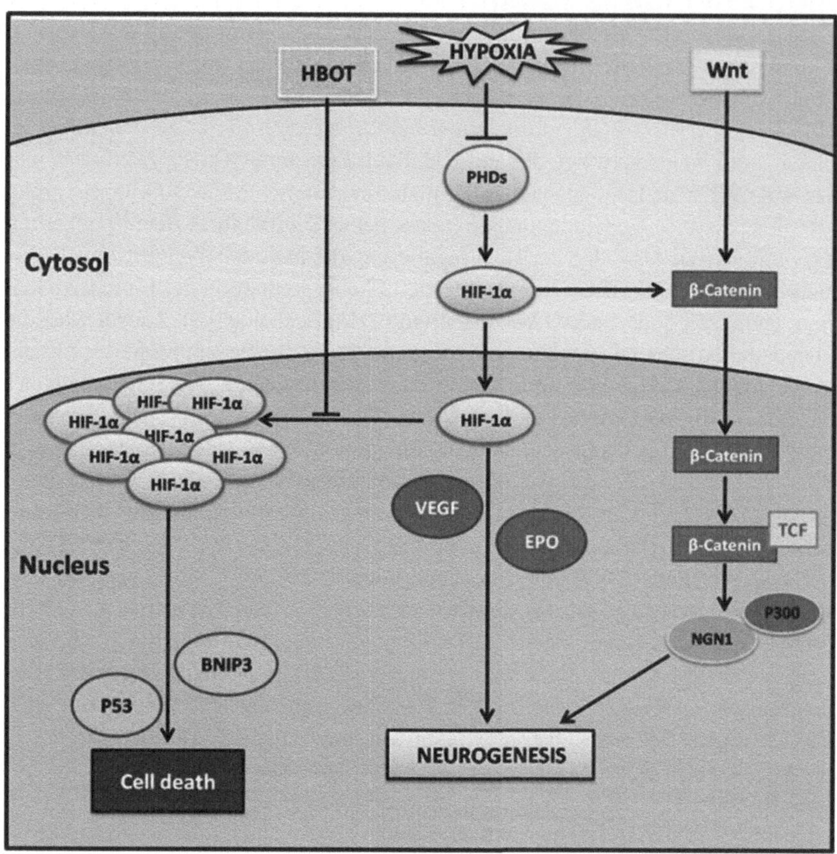

Abb. 1.2 Potentieller Mechanismus der HBOT auf HIF-1alpha. (Mu et al. 2011)

in der Penumbra um etwa 33–40 %. Diese Ergebnisse stimmen mit Berichten einer HBO-induzierten HIF-1α-Hemmung bei globaler zerebraler Ischämie bzw. Subarachnoidalblutung überein (Li et al. 2005). Veltkamp et al. zeigten 2005, dass durch die HBO beim fokalen ischämischen Insult eine Reduktion der Blut-Hirn-Schranken-Schädigung (BHS) in Verbindung mit verringerter vaskulärer Leckage und Hirnödembildung erzielt werden kann. Bei 3,0 ATA/60 min und einer HBO-Initiierung 40 min nach MCAO-Induktion zeigten die HBO-Tiere im T1-gewichteten Postkontrast-MRT bereits 15 min nach Reperfusion eine signifikant geringere BHS-Schädigung als die Kontrollgruppe. Wie in Abb. 1.3a ersichtlich, ist in beiden Gruppen im Zeitraum zwischen 15 min und 6 h Reperfusion eine Verdoppelung der BHS-Schädigung zu beobachten, welche dann bis 24 h nach Reperfusions-

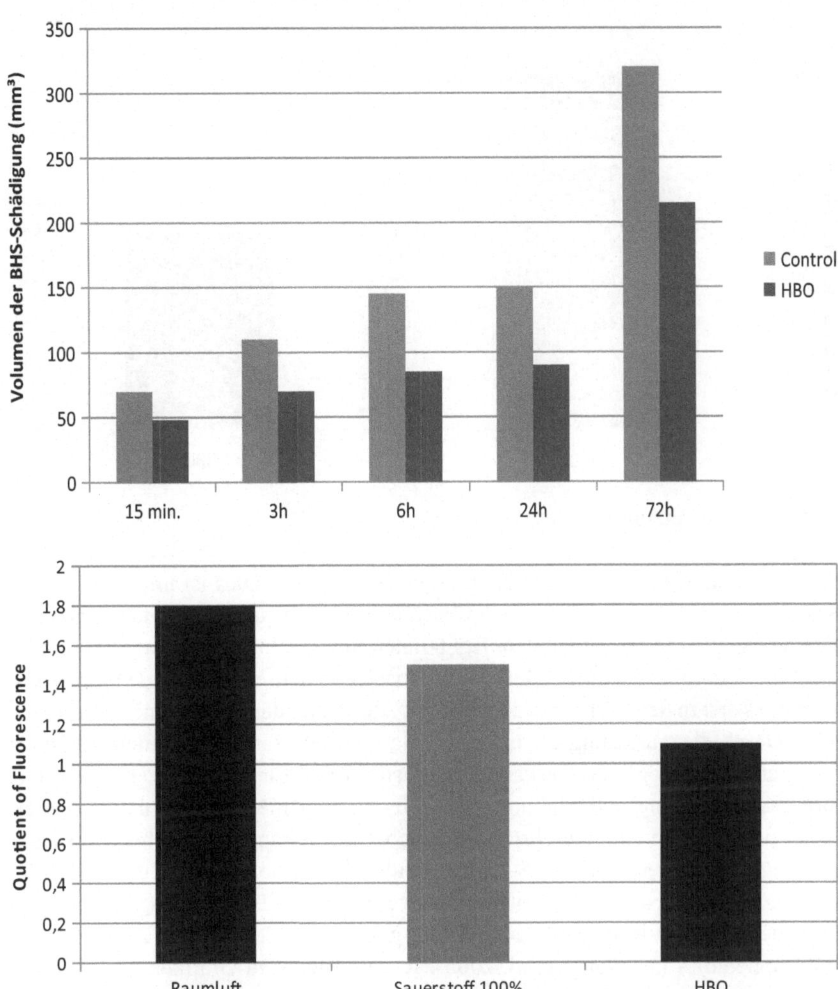

Abb. 1.3 Reduktion der BHS-Schädigung durch die HBO (**a–c**). **a** BHS-Schädigung HBO vs. Control im T1-MRT. **b** BHS-Permeabilität HBO vs. 100 % O_2/Luft (Na-Fluoreszin-Färbung). **c** Hirnödembildung HBO vs. Control in der Histopathologie. (Veltkamp et al. 2005)

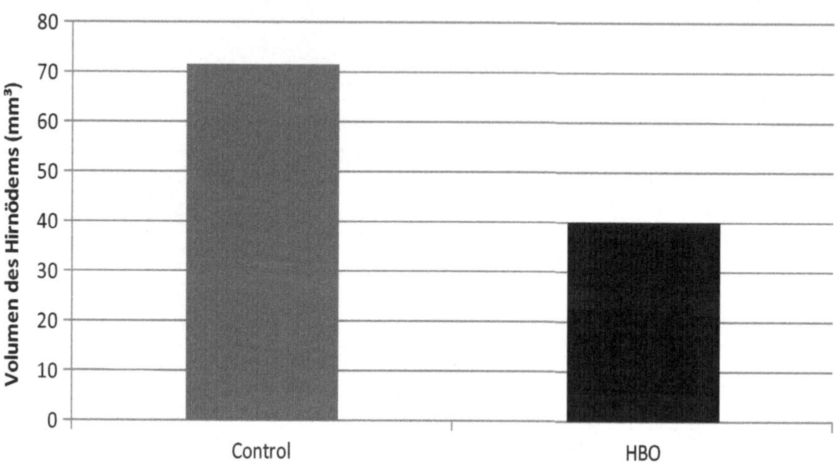

Abb. 1.3 (Forsetzung)

beginn stagniert und sich schließlich erneut verdoppelt. Dies ist im biphasischen Schädigungsmuster der BHS beim ischämischen Insult begründet. Während Veränderungen der endothelialen Tight-Junctions, die Integrin-Expression sowie die Aktivierung von Matrix-Metalloproteinasen in den ersten Stunden eintreten, kommt es erst in der 2. Phase des Insults zur Auflösung der Basalmembranbestandteile. Durch die Auflösung der mikrozirkulatorischen Barriere resultiert sekundär eine pathophysiologische Kaskade aus Einstrom von Entzündungszellen, Mediatoren, Ödembildung und Einblutung. Die hyperoxygenierten Rattenhirne zeigten in der post mortem durchgeführten Na-Fluoreszin-Färbung 24 h nach Reperfusion eine signifikant geringere BHS-Permeabilität als die normobare Luft- bzw. O_2-Gruppe (vgl. Abb. 1.3b). Als Folge dieser verminderten BHS-Leckage wiesen die Gehirne der HBO-Ratten eine signifikant geringere Ödembildung als die Kontrollgruppe auf – (Veltkamp et al. 2005). In den folgenden Grafiken der Abb. 1.3 werden die Ergebnisse von Veltkamp et al. bzgl. der Reduktion des BHS-Schadens durch die HBO dargestellt:

Als Evidenz für die Effektivität der obig beschriebenen HBO-Mechanismen beim ischämischen Insult weisen die hyperoxygenierten MCAO-Gruppen studienübergreifend signifikante Reduktionen der Infarktflächen gegenüber den Kontrollgruppen auf. Sieben Tage nach MCAO zeigten die post-mortem-Analysen der bei 2,5–3,0 ATA behandelten MCAO+HBO-Gruppen Insultflächenreduktionen von 27–59 % (Lou et al. 2004; Eschenfelder et al. 2008; Veltkamp et al. 2000).

Dass dieser neuroprotektive Effekt relativ schnell eintritt, wird an den in Abb. 1.4 aufgeführten MRT-Analysen von Schäbitz et al. 2004 ersichtlich (Schäbitz et al. 2004).

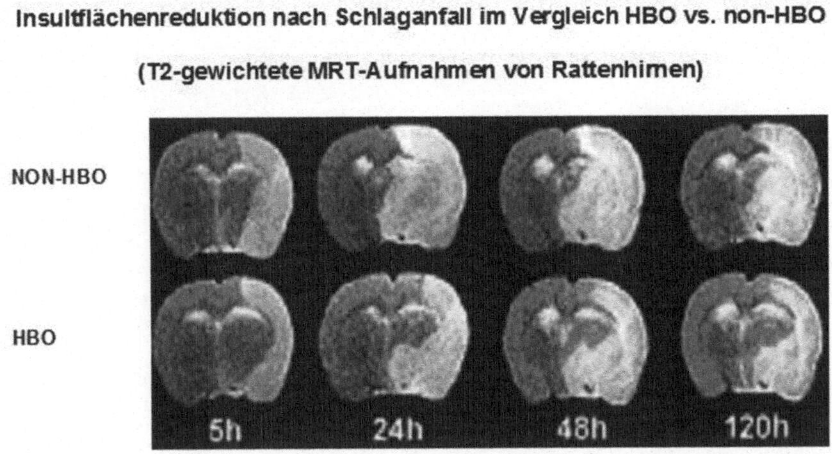

Abb. 1.4 Reduktion der Insultflächen HBO vs. Control im Zeitverlauf. (Schäbitz et al. 2004)

Bereits 5 h nach MCAO-Induktion ist in den T2- und diffusionsgewichteten Aufnahmen eine deutlich geringere Ausdehnung des ischämischen Hirngewebes in der HBO-Gruppe im Vergleich zur Kontrollgruppe zu erkennen, so dass in den post-mortalen Gewebsanalysen eine Insultflächenreduktion von 33 % verifiziert werden konnte (Schäbitz et al. 2004).

Die neurologische Funktionalität, welche in mehreren Studien mittels des Garcia-Scores evaluiert wurde, zeigte ebenfalls einen signifikanten Benefit durch die HBO. Der Garcia-Score ermittelt dabei anhand der 6 Parameter Spontanaktivität, symmetrische Extremitätenbewegungen, Streckfähigkeit der Vorderpfote, Kletterfähigkeit, Status der Körperpropriozeption sowie Reaktion auf Schnurrhaarberührung den neuro-funktionalen Zustand des Versuchstieres (Garcia et al. 1995). So war bei den HBO-Ratten bereits 24 h nach MCAO eine Verbesserung des Garcia-Scores um bis zu 50 % und am 2. Evaluierungspunkt nach 7 Tagen um 35–43 % gegenüber den Kontrollgruppen zu beobachten (Lou et al. 2004; Eschenfelder et al. 2008; Veltkamp et al. 2000).

1.2 HBO-Schema bei akuter zerebraler Ischämie

Bei der Beurteilung des für die akute zerebrale Ischämie optimalen HBO-Schemas wird in der aktuellen Literatur sowohl der Zeitpunkt der HBO-Anwendung als auch die HBO-Dosis (Druckhöhe) untersucht. Lou et al. 2004 zeigten bei ihrer

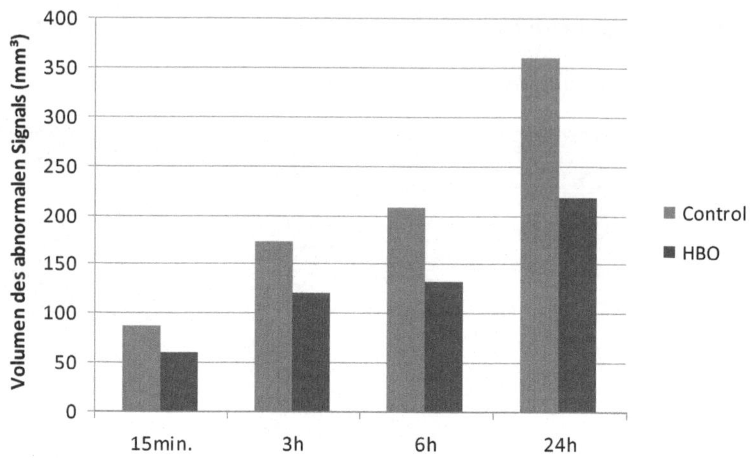

Abb. 1.5 Insultflächenausdehnung HBO vs. Control nach Reperfusion. (Veltkamp et al. 2005)

Untersuchung des therapeutischen Zeitfensters für die HBO signifikante Ergebnisse hinsichtlich der Insultflächenreduktion und der neurologischen Funktionalität lediglich in den 3 und 6 h nach MCAO hyperoxygenierten Versuchsreihen, wohingegen bei einem Delay von 12 h bis zur HBO eine deutliche Verschlechterung beider Parameter zu beobachten war. So wies am 24-Stunden-Messpunkt die penumbrale Insultzone der HBO-3 h-Gruppe eine Reduktion der Hirninfarktfläche von 91 % und die HBO-6 h-Gruppe von 51 % auf. Die Tiere der Versuchsreihe mit 12-stündigem Zeitfenster zwischen MCAO und HBO hingegen zeigten eine Ausdehnung der Ischämie in die Penumbra um 32 % (Lou et al. 2004). Wie in Abb. 1.5 ersichtlich, erzielte die Gruppe um Veltkamp et al. 2005 ähnliche Ergebnisse, indem sie bereits 40 min nach MCAO-Induktion die HBO einleiteten. Hier war in den diffusions- und T2-gewichteten MRT-Bildgebungen bereits 15 min nach Reperfusion ein signifikanter Unterschied in den Insultflächen der HBO und Kontrollgruppe zu beobachten, welcher bis zum 24-Stunden-Messpunkt bereits bei 40 % lag und in der histologischen Analyse mit 41,2 % bestätigt wurde (Veltkamp et al. 2005).

Hinsichtlich der Druckhöhe der HBO beim ischämischen Insult weisen die Ergebnisse verschiedener Studien auf eine Überlegenheit der hoch dosierten HBO mit 2,5 ATA hin. So ist im Vergleich zur HBO mit 1,5 ATA die durchschnittliche Insultfläche der 2,5 ATA-Gruppen um etwa 36–47 % geringer (7 Tage nach MCAO) (Eschenfelder et al. 2008; Veltkamp et al. 2000). In der Veltkamp-Studie zeigten nur 44 % der unter 2,5 ATA oxygenierten Ratten eine kortikale (= penumbrale) Infarzierung, wohingegen dies bei 71 % der Kontrollgruppe und 86 % der HBO-1,5 ATA-Gruppe zu beobachten war (Veltkamp et al. 2000). Die Anwendung höherer Behandlungsdrücke spiegelte sich zudem in den neuro-funktionellen Ergebnissen wider. Eine Druckerhöhung von 1,5 auf 2,5 ATA erbrachte bei Eschenfelder et al. 2008 und Veltkamp et al. 2000 eine Verbesserung der Garcia-Scores um 12 bzw. 27 %). Zudem zeigen die Regressionsanalysen der Abb. 1.6 aus der Eschenfelder-Studie eindeutig einen linearen Zusammenhang zwischen HBO-Druckerhöhung und Abnahme des Infarktvolumens bzw. Verbesserung des Garcia-Score (Eschenfelder et al. 2008; Veltkamp et al. 2000).

Somit weisen die obig genannten experimentellen Ergebnisse darauf hin, dass bei der akut-fokalen, zerebralen Ischämie die HBO in unmittelbarer peri-ischämischer Anwendung (<3–6 h nach Insultbeginn) und mit einem Druck von 2,5–3,0 ATA die größte Effektivität aufweist.

1.3   Aktuelle klinische Datenlage zur HBO beim ischämischen Insult

Trotz der viel versprechenden Ergebnisse der experimentellen HBO-Forschung kann die derzeitige klinische Datenlage keine, die HBO favorisierende Aussage beim akuten ischämischen Insult treffen. Bis dato liegen lediglich drei prospektive, kontrollierte Studien über die Anwendung der HBO beim ischämischen Schlaganfall vor (Anderson et al. 1991; Nighoghossian et al. 1995; Rusyniak et al. 2003). Dabei wird die Effektivität der HBO sowohl hinsichtlich des Infarktvolumens als auch des neuro-funktionellen Ergebnisses untersucht. Letzteres wird anhand verschiedener neurologischer Evaluierungsscores, welche neben der zerebralen Leistungsfähigkeit auch die Pflegebedürftigkeit sowie das Ausüben alltäglicher Aktivitäten einbeziehen, beurteilt. In den nachfolgend beschrieben 3 klinischen HBO-Studien wurden der Score nach Adams et al. 1987, der Orgogozo-Score, Rankin-Score, Trouillas-Disability-Score, Barthel-Index, die Glasgow-Outcome-Scale sowie der eingangs beschriebene NIHSS verwendet. Bezüglich der Einzelheiten und Parameter der hier angeführten Scoring-Systeme wird jedoch auf die Referenzen der jeweiligen Originalschriften verwiesen (Nighoghossian et al. 1995; Adams et al. 1987; Orgogozo et al. 1983; Rankin et al. 1957; Jennet et al. 1975).

In der Pilot-Studie zum klinischen HBO-Einsatz beim Schlaganfall von Anderson et al. 1991 erbrachte die Evaluierung der Parameter Infarktvolumen und neurologische Funktion nach 4 Monaten Follow up in beiden Zielgrößen bessere, wenngleich nicht statistisch signifikante Ergebnisse in der Kontrollgruppe. Die

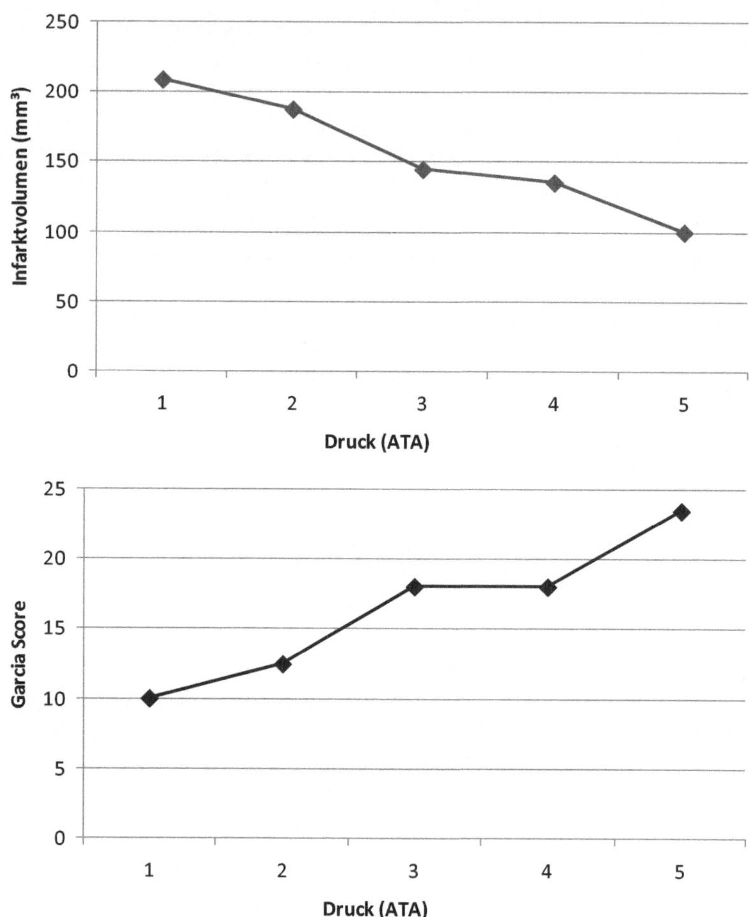

Abb. 1.6 Regressionsanalysen HBO-Druckanstieg – Infarktvolumen bzw. Garcia-Score. (Eschenfelder et al. 2008)

Hyperoxygenierung der HBO-Patienten erfolgte dabei unter 1,5 ATA/60 min im 8-Stunden-Intervall, bei geplanten 15 Wiederholungen. Aufgrund des Trends zum besseren Outcome in der Kontrollgruppe wurde die Studie jedoch vorzeitig abgebrochen (Anderson et al. 1991).

Die 1995 von Nighoghossian et al. durchgeführte klinische Studie an 34 Patienten mit MCAO, von denen 17 einer HBO binnen 24 h nach Symptombeginn zugeführt werden sollten, konnte hinsichtlich des funktionellen Ergebnisses der HBO-Patienten im 1-Jahres-Follow-up gegen die Kontrollgruppe eine signifikante Verbesserung des Orgogozo-Score um 55,5 % und des Trouillas-Score um 34,9 % verzeichnen, wobei der Rankin-Score keine signifikanten Unterschiede aufwies. Zudem konnte in allen Scoring-Systemen in der HBO und non-HBO-Gruppe kein signifikanter prä- und posttherapeutischer Unterschied verifiziert werden. Das HBO-Protokoll wurde wie bei der Anderson-Studie mit 1,5 ATA bei 40-minütiger Dauer und 1-mal täglicher Anwendung für 10 Tage durchgeführt (Nighoghossian et al. 1995).

Die aktuellste klinische HBO-Studie von Rusyniak et al. 2003 behandelte 17 von 33 eingeschlossenen Insultpatienten mit einer einmaligen HBO bei 2,5 ATA/60 min innerhalb der ersten 24 h nach Symptombeginn. Die primäre Zielgröße der Studie war der prozentuelle Anteil der Patienten mit einem guten klinischen Outcome 24 h sowie 90 Tage nach Insult. Das klinisch gute Outcome wurde dabei am 24-Stunden-Messpunkt als NIHSS-Score von 0 oder Verbesserung um mehr als 4 Punkte, das am 90-Tage-Messpunkt als NIHSS $\leq$ 1, Barthel-Index zwischen 95–100 %, Rankin-Score $\leq$ 1 sowie Glasgow-Outcome-Scale = 5 definiert. Bei der Evaluierung 24 h nach Insult war zwischen beiden Studiengruppen kein signifikanter Unterschied in Bezug auf die Anzahl der Patienten mit gutem Outcome zu sehen. Im 90-Tage-Follow-up wiesen die HBO-Patienten zudem im Schnitt 33–53 % weniger Good-Outcome-Resultate als die Kontrollgruppe auf, wobei dies in 3 von 4 Scoring-Skalen (Rankin, Glasgow-Outcome und NIHSS) statistische Signifikanz erzielte (Rusyniak et al. 2003).

In nachfolgender Tab. 1.1 ist eine Übersicht über die Einzelheiten und Ergebnisse der drei aktuellen klinischen Studien gegeben.

Als Gründe für das studienübergreifend schlechte Abschneiden der HBO-Gruppen können neben den kleinen Studienpopulationen von 33–39 Patienten und der damit verbundenen Unmöglichkeit einer Ergebnisverallgemeinerung, ein Bias in der Gruppeneinteilung, die verwendeten HBO-Protokolle sowie das Zeitintervall zwischen Symptombeginn und HBO genannt werden. So zeigte die retrospektive Betrachtung der CT-Aufnahmen der Anderson-Studie, dass deutlich mehr Patienten mit initial ausgedehnteren Insulten in die HBO-Gruppe randomisiert wurden (Anderson et al. 1991). Des Weiteren lag das durchschnittliche Delay zwischen Symptombeginn und erster HBO-Therapie deutlich über den aus experimentellen Studien maximal tolerierbaren 3–6 h (Lou et al. 2004; Veltkamp et al. 2005). Zwar wurden in den Studien von Nighoghossian et al. und Rusyniak et al. die HBO-Patienten binnen 24 h nach Symptombeginn der HBO zugeführt, jedoch bei Rusyniak et al. lediglich 15 % der HBO-Patienten innerhalb der ersten 6 h therapiert (Nighoghossian et al. 1995; Rusyniak et al. 2003). Die durchschnittliche Zeitverzögerung

Tab. 1.1 Klinische Studienergebnisse – HBO beim akuten ischämischen Insult

Autoren	Patientenanzahl HBO vs. non-HBO		HBO-Protokoll	HBO-Anzahl	Delay bis zur HBO (h)	Insultvolumen HBO vs. non-HBO (cm^3)		Neuro-funktionelles Outcome
Anderson et al. 1991	20	19	1,5 ATA/60 min., alle 8 h	15	51,8	$29,0 \pm 12,2$	$49,2 \pm 11,7$	Bessere neurologische Funktion in der Kontrollgruppe nach 4 Monaten (neurologischer Score nach Adams) [n.s.]
Nighoghossian et al. 1995	17	17	1,5 ATA/40 min., 1xtgl.	10	18	n.a.	n.a.	Verbesserung der neurologischen Funktion der HBO-Patienten um 34,9% im Trouillas- und 55,5% im Orgogozo-Score gegenüber der non-HBO-Gruppe
								Jedoch kein signifikanter prä- und posttherapeutischer Unterschied der HBO und non-HBO-Gruppe in allen neurologischen Scores im 1-Jahres-Follow-up
Rusyniak et al. 2003	17	16	2,5 ATA/60 min., 1 × binnen 24 h nach Symptombeginn	1	24	n.a.	n.a.	Signifikant mehr Patienten mit definiertem guten neurologischen Outcome in der Kontroll- als in der HBO-Gruppe nach 90 Tagen
								Ergebnisse im Rankin-, Glasgow-Outcome- und NIHSS-Score statistisch signifikant

h Stunde, *cm³* Kubikzentimeter, *n.a.* nicht angegeben, *n.s.* nicht signifikant

in der Nighoghossian-Studie sowie Anderson-Studie lag dabei bei 18 bzw. 51,8 h (Anderson et al. 1991; Nighoghossian et al. 1995). Einen weiteren Streitpunkt der klinischen HBO-Studien stellen deren verwendeten HBO-Protokolle dar. Während Anderson et al. und Nighoghossian et al. mit lediglich 1,5 ATA und dafür mehreren HBO-Wiederholungen therapierten, wurde bei Rusyniak et al. eine hoch-dosierte HBO mit 2,5 ATA als Einmalanwendung gewählt. Obwohl die high-dose-HBO im Tierexperiment wie aus den Regressionsanalysen von Eschenfelder et al. 2008 (vgl. Abb. 1.6) ersichtlich sowohl hinsichtlich der Infarktbegrenzung als auch der Verbesserung der neurologischen Funktion der low-dose-HBO signifikant überlegen ist, erzielte auch die HBO mit 2,5 ATA keinen signifikanten, klinischen Benefit (Eschenfelder et al. 2008; Rusyniak et al. 2003).

1.4 Klinische Anwendbarkeit der HBO beim Schlaganfall

Aufgrund der Divergenz der experimentellen und klinischen Ergebnisse bei der akuten zerebralen Ischämie stellt sich unweigerlich die Frage der klinischen Anwendbarkeit der HBO beim akuten ischämischen Insult. Hierbei muss zunächst angeführt werden, dass der Großteil der experimentellen Studien den Einsatz der HBO bei transienter fokaler Ischämie untersucht, jedoch klinisch die meisten zerebralen Insulte permanente Ischämien darstellen (Michalski et al. 2011). Zudem zeigt der Vergleich von transienter und permanenter MCAO, dass der HBO-Effekt hinsichtlich Eindämmung der Infarktzone sowie Verbesserung des neuro-funktionellen Ergebnisses hauptsächlich bei transienten Insulten auftritt, wohingegen offensichtlich der permanente fokale Schlaganfall einen derart schweren strukturellen Hirnschaden darstellt, dass dieser durch die positiven Effekte der HBO nicht kompensiert werden kann (Lou et al. 2004). Basierend auf diesen Erkenntnissen scheint die HBO vor allem bei Rekanalisierungseingriffen von akuten fokalen Hirnischämien einsetzbar zu sein (Eschenfelder et al. 2008). So kann die HBO-Präkonditionierung als „bridging" bis zur Reperfusionstherpie mit arterieller Thrombolyse oder interventioneller mechanischer Thrombektomie angedacht werden (Veltkamp et al. 2005). Des Weiteren wäre eine HBO unmittelbar nach Thrombusbergung ein optimales Tool zur Begrenzung des Reperfusionsschadens und somit zur Neuroprotektion der Penumbra, wie dies aus den experimentellen Ergebnissen von Veltkamp et al. 2005 (vgl. Abb. 1.3 und 1.5) abgeleitet werden kann (Veltkamp et al. 2005). Jedoch ist dazu eine Ausweitung klinischer Studien hinsichtlich der HBO bei transienten fokalen Hirninsulten mit Revaskularisierungseingriffen erforderlich. Aufgrund der aktuellen klinischen Datenlage kann derzeit keine ausdrückliche Empfehlung zum HBO-Einsatz beim akuten ischämischen Insult gegeben werden.

HBO in der Neurotraumatologie 2

Die Neurotraumatologie, als wissenschaftliches und klinisches Teilgebiet verschiedener Arbeitsbereiche der Medizin, wie der Neurologie, Neurochirurgie, Neuro-Intensivmedizin, Rehabilitationsmedizin sowie Neuropsychologie, hat in den letzten Jahrzehnten deutliche Fortschritte erzielt. So wissen wir heute, dass nach dem traumatischen Ereignis unterschiedlichste physiologische und molekularbiologische Schädigungskaskaden in Gang gesetzt werden und sich in Bezug auf die verschiedenen posttraumatischen Zeitfenster neue therapeutische Strategien ergeben (Wallesch et al. 2005). In den nachfolgenden Kapiteln wird die aktuelle Datenlage zur Wirkung der HBO beim Schädel-Hirn-Trauma (SHT) sowohl im Akutstadium als auch in der Behandlung der sich aus dem Trauma ergebenden Spätfolgen untersucht. Besonderer Fokus in diesem Kapitel ist dabei auf die darin beschriebene low-pressure HBO gelegt.

2.1 HBO beim akuten Schädel-Hirn-Trauma

Das Schädel-Hirn-Trauma (SHT) stellt eine akute traumatische Schädigung des Gehirns mit begleitender Weichteil- und Schädelknochenverletzung bedingt durch direkte oder indirekte Gewalteinwirkung auf den Kopf dar (Beynon et al. 2011; Stocker et al. 2000). Während die indirekt einwirkende Kraft über Translations- und/oder Rotationsbewegungen des Gehirns gegenüber der Dura bzw. Schädelkallotte zu Akzelerations-/Dezelerationstraumata führt, stehen bei einer direkten Krafteinwirkung auf den Schädel Rissquetschwunden, Frakturen sowie Prellungen der Hirnrinde mit Zerreißungen von Hirngewebe und Blutgefäßen im Vordergrund (Stocker et al. 2000). Kausal stellen Stürze mit 52,2 % gefolgt von Verkehrsunfällen mit 26,3 % die häufigsten SHT-Ursachen dar. Deutlich seltener treten Schädel-

© Springer Fachmedien Wiesbaden 2016
D. Maurer, *Hyperbare Oxygenation in Neurologie und Neurotraumatologie,*
essentials, DOI 10.1007/978-3-658-13025-1_2

Tab. 2.1 Glasgow Coma Scale (GCS). (Beynon et al. 2011)

Glasgow Coma Scale

Punkte	Augen öffnen	Verbale Antwort	Motorische Reaktion
6	–	–	Gezielt auf Aufforderung
5	–	Orientiert	Gezielt auf Schmerzreiz
4	Spontan	Desorientiert	ungezielt auf Schmerzreiz
3	Auf Ansprache	Einzelne Worte	Beugesynergismen auf Schmerzreiz
2	Auf Schmerzreiz	Einzelne Laute	Strecksynergismen auf Schmerzreiz
1	Kein Öffnen	Keine verbale Reaktion	Keine Reaktion auf Schmerzreiz

Hirn-Traumata im Rahmen von Sportverletzungen, Gewaltdelikten oder suizidalen Handlungen auf (Zweckberger et al. 2011).

Bezüglich der Klassifikation des SHT hat sich die Einteilung nach der Glasgow-Coma-Scale (GCS) basierend auf dem klinisch-neurologischen Bewusstseinszustand des Patienten durchgesetzt. Die Einteilung erfolgt dabei in leichtes SHT (GCS 13–15), mittelschweres SHT (GCS 9–12) sowie schweres SHT (GCS < 9) (Beynon et al. 2011). Tabelle 2.1 fasst die einzelnen Parameter der GCS zusammen:

2.1.1 Pathophysiologie des Schädel-Hirn-Traumas

Pathophysiologisch kann das Schädel-Hirn-Trauma in 4 Stadien unterteilt werden (Ray et al. 2002):
1. Primäre Hirnschädigung
2. Sekundäre Hirnschädigung
3. Stadium der Neuroinflammation
4. Reparatur-/Regenerationsstadium

Die primäre Hirnschädigung wird durch das Trauma selbst ausgelöst und stellt eine direkte neuronale und axonale Schädigung des Hirngewebes mit Störung des zerebralen Blutflusses und Metabolismus dar (Beynon et al. 2011; Werner et al. 2007).

Bedingt durch die fokale zerebrale Ischämie auf dem Boden traumatischer Gefäßverletzungen kommt es über einen Shift zur anaeroben Glykolyse mit vermehrter Akkumulation von Laktat zur Azidose des Hirngewebes. Durch Störung der mitochondrialen, oxidativen Phosphorylierung mit konsekutiver ATP-Depletion resultiert ein Ausfall der membranständigen Ionenpumpen, gefolgt von einer intra-mitochondrialen Ca^{2+}-Überladung (Werner et al. 2007). Die massive Freisetzung exzitatorischer Aminosäuren, wie Glutamat und Aspartat, löst eine Überaktivierung der NMDA-Rezeptoren mit konsekutivem intrazellulärem Einstrom von Na^+, K^+ und Ca^{2+} aus. Kalzium führt zur Aktivierung von Lipidperoxidasen, Proteasen und Phospholipasen, wodurch in weiterer Folge die intrazelluläre Konzentration von freien Fettsäuren und freien Radikalen steigt. In Verbindung mit der Aktivierung von Caspasen, Translokasen und Endonukleasen tragen all diese Prozesse zu strukturellen DNA- und Membranschädigungen mit nachfolgend nekrotischem sowie apoptotischem Zelluntergang bei (Stocker et al. 2000; Werner et al. 2007). Durch mikrovaskuläre Schädigungen sowie Zusammenbruch der Blut-Hirn-Schranke mit Zunahme der Gefäßpermeabilität kommt es zum Auftreten eines interstitiellen, vasogenen Ödems. Im späteren Verlauf ist dieses vasogene Permeabilitätsödem oft mit einem zytotoxischen intrazellulären Hirnödem kombiniert, welches durch den Zusammenbruch der zellmembranösen Ionenpumpe mit konsekutiver Einschwemmung osmotisch wirksamer Substanzen ausgelöst wird (Stocker et al. 2000; Zweckenberger et al. 2011). Die Zunahme des intrakraniellen Volumens durch Hirnödem und Hämatome (epidural, subdural, intrazerebral) bedingt eine sukzessive Steigerung des intrakraniellen Drucks (ICP) mit Abnahme des zerebralen Perfusionsdrucks (CPP) und somit eine weitere Sauerstoffunterversorgung des Gehirns. Dieser Circulus vitiosus aus ICP-Anstieg, Abnahme des zerebralen Blutflusses und Ischämie ist die Grundlage für die nachfolgende sekundäre Hirnschädigung (Beynon et al. 2011).

Die sekundäre Hirnschädigung tritt dabei Minuten, Stunden oder Tage nach dem initialen Trauma auf und führt vor allem auf dem Boden der zerebralen Ischämie zur Ausweitung des traumatischen Areals auf noch nicht irreversibel geschädigte Hirnregionen (= traumatische Penumbra) (Stocker et al. 2000). Sauerstoffpartialdruckmessungen von Hirngeweben nach SHT zeigen, dass bei einem pO_2 unter 10–15 mmHg eine Infarzierung des neuronalen Gewebes droht (Werner et al. 2007).

Durch den neuronalen Zelluntergang sowohl während der primären als auch sekundären Hirnschädigung werden vermehrt zelluläre Mediatoren, wie pro-inflammatorische Zytokine, Prostaglandine, freie Radikale sowie Komplementfaktoren freigesetzt, welche ihrerseits zur Induktion von Chemokinen und Adhäsionsmolekülen führen. So kommt es wie beim Reperfusionsschaden nach akuten ischämischen Ereignissen auch beim SHT zur Gewebeinfiltration durch Leukozyten über den ICAM-1 − CD11/18 − Mechanismus. Durch mikrovaskuläre Obstruktionen

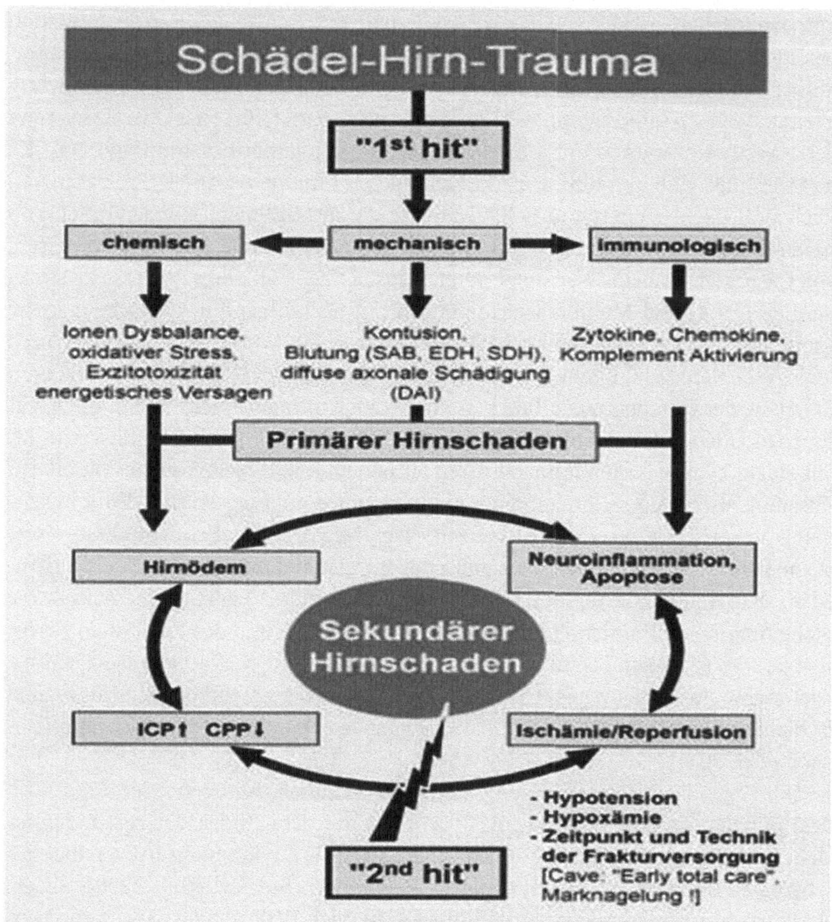

Abb. 2.1 Pathophysiologie des SHT – Mechanismen der primären und sekundären Hirn-schädigung. (Stahel et al. 2005)

(„No-Reflow-Phänomen), BHS-Schädigungen sowie Freisetzung neurotoxischer Substanzen tragen daher auch die Prozesse der Neuroinflammation zur Aggra-vierung des sekundären Hirnschadens bei (Ray et al. 2002; Werner et al. 2007).

Abbildung 2.1 gibt einen Überblick über den Ablauf der primären und sekun-dären Hirnschädigung beim SHT.

Entgegen früherer Meinung, dass der neuronale Zelluntergang beim SHT rein über den nekrotischen Zelltodmechanismus abläuft, zeigen neue Erkenntnisse,

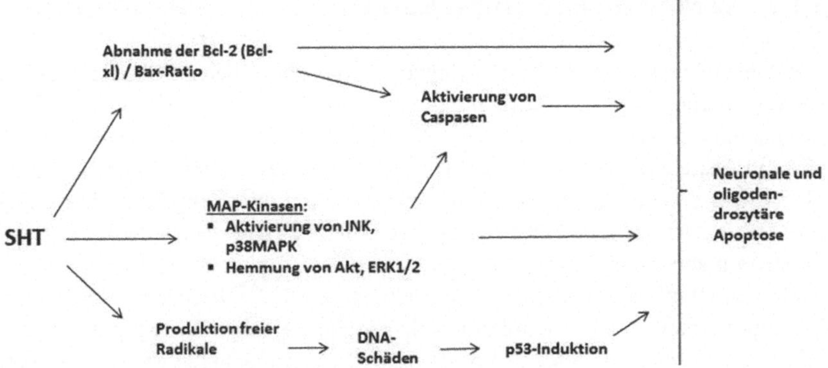

Abb. 2.2 Beeinflussung verschiedener Signaltransduktionswege der Apoptose durch das SHT. (Raghupathi et al. 2000)

dass neben der Nekrose im traumatischen Kerngebiet auch die neuronale Apoptose entscheidend zur Neurodegeneration nach SHT beiträgt (Werner et al. 2007; Raghupathi et al. 2000; Wong et al. 2005). Der programmierte neuronale Zelltod läuft dabei vor allem während der sekundären, posttraumatischen Phase des SHT in der Zone der traumatischen Penumbra ab und kann das funktionelle Outcome nach Schädel-Hirn-Verletzungen entscheidend negativ beeinflussen (Wong et al. 2005). Der Ablauf der Apoptose kann dabei einerseits über den extrinsischen Pathway durch Bindung von zytotoxischen T-Lymphozyten am TNF-Rezeptor ausgelöst werden oder andererseits nach DNA-Schädigungen auf intrinsischem (mitochondrialen) Weg über Freisetzung von proapoptotischen Faktoren aus Mitochondrien einhergehen. Während der extrinsische Pathway vor allem durch das initiale Trauma induziert wird, scheint der mitochondriale Apoptoseweg eine entscheidende Rolle in der Neurodegeneration der posttraumatischen Phase zu spielen (Wong et al. 2005). Abbildung 2.2 gibt einen Überblick über die nach SHT aktivierten Pathways der neuronalen und oligodendrozytären Apoptose.

Hinsichtlich der Therapie des SHT ist die primäre Hirnschädigung als irreversibel aufzufassen, weshalb alle beim SHT angewandten therapeutischen Maßnahmen auf die Begrenzung des sekundären Hirnschadens ausgerichtet sind. Die primäre und intensivmedizinische Versorgung der SHT-Patienten, auf welche hier nicht näher eingegangen wird, ist nach den Guidelines der Brain Trauma Foundation (BTF) 2007 festgelegt (Brain Trauma Foundation et al. 2007). Ein zentrales Therapieziel hierbei stellt die Senkung des erhöhten ICP dar, mit dem Ziel des Erreichens eines zerebralen Perfusionsdrucks von 60–70 mmHg (Beynon et al. 2011).

2.1.2 Wirkmechanismen der HBO beim Schädel-Hirn-Trauma

Der Angriffspunkt der HBO, als adjuvante Maßnahme beim SHT, liegt in der Reoxygenierung der traumatischen Penumbra und somit in der Eindämmung der sekundären Hirnschädigung. Es hat sich gezeigt, dass durch eine HBO mit 1,5 ATA ein Anstieg des Sauerstoffpartialdrucks im verletzten Hirngewebe auf bis zu 247 mmHg erzielt werden kann. Im Vergleich zur Luftatmung stellt dies einen pO_2-Anstieg um 500–600 % dar (Daugherty et al. 2004). Als Folge der Hyperoxie-induzierten zerebralen Vasokonstriktion unter HBO kommt es zur Reduktion des zerebralen Blutflusses und somit zur Senkung des ICP. Gleichzeitig wird durch den hohen Anteil, des im Blutplasma gelösten Sauerstoffs eine Aggravierung der zerebralen Hypoxie verhindert. So hat sich in experimentellen Studien gezeigt, dass durch die HBO eine Senkung des ICP von 25–37 % erreicht werden kann. In Kombination mit einer Hyperventilation und daraus resultierender Hypokapnie ist zudem eine weitere ICP-Senkung um 25 % möglich (Rockswold et al. 2007; Huang et al. 2011). Die Beeinflussung der zerebralen Durchblutung durch die HBO scheint jedoch abhängig von der Höhe des zerebralen Blutflusses (CBF) vor der HBO zu sein. So war bei Patienten mit initial erniedrigtem CBF durch die HBO ein Anstieg, bei Patienten mit eingangs erhöhtem CBF hingegen ein Abfall der zerebralen Durchblutung zu beobachten. Neben der ICP-Senkung führt die HBO beim SHT auch zur Verbesserung des oxidativen Stoffwechsels. Bei 1,5 ATA zeigt sich gemessen am Glukose-Oxidations-Quotient eine signifikante Verbesserung des aeroben Stoffwechsels bei gleichzeitiger Abnahme des anaeroben Parameters Laktat bzw. des Laktat-Pyruvat-Quotienten. Eine weitere Steigerung des Behandlungsdrucks auf 2,0 ATA führte jedoch wieder zur Abnahme des oxidativen Glukosemetabolismus und Anstieg der anaeroben Parameter. Die oxidative Glukoseutilisation scheint demnach besonders von einer low-pressure-HBO zu profitieren, auf welche im Späteren noch genauer eingegangen wird (Rockswold et al. 2007).

Die aktuelle experimentelle HBO-Forschung befasst sich vor allem mit der Beeinflussung von Apoptose und Neuroinflammation bei der Reduktion des sekundären Hirnschadens nach SHT. So war in mehreren experimentellen Studien bei den HBO-Tieren gegenüber den Kontrollgruppen eine signifikante Reduktion der TUNEL-positiven, apoptotischen Neurone in der Zone der traumatischen Penumbra zu sehen (Palzur et al. 2004; Vlodavsky et al. 2006; Wang et al. 2010). Palzur et al. 2004 verzeichneten beispielsweise durch die HBO eine Reduktion der TUNEL-positiven Zellen um 53 % in der SHT-Gruppe und sogar um 71,7 % in der SHT+Hypoxie-Gruppe. Dies ging mit einer gleichzeitigen Reduktion der traumatischen Hirnfläche um ca. 61 % einher (Palzur et al. 2004). Hinsichtlich des apoptotischen Pathways zeigt sich eine Beeinflussung des intrinsischen (mitochondrialen)

Mechanismus. Im Rattenexperiment führte die HBO sowohl bei den hypoxischen als auch nicht-hypoxischen SHT-Gruppen zu einem signifikanten Anstieg der anti-apoptotischen Faktoren Bcl-2 und Bcl-xl gegenüber den nicht-hyperoxygenierten Ratten. Bei gleichzeitiger, wenn auch nicht signifikanter, Senkung des pro-apoptotischen Faktor Bax resultiert daraus ein deutlicher Anstieg der Bcl-2/Bax-Ratio (Vlodavsky et al. 2005). In einem ähnlichen Experiment wiesen Palzur et al. 2008 eine signifikante, HBO-abhängige Reduktion der Caspasen 3 und 9 sowie Wiederherstellung des mitochondrialen Transmembranpotentials nach SHT nach. Die Aktivität der Caspase 8 blieb dabei weitestgehend unbeeinflusst. Nachdem die Aktivierung der Caspase 9 nicht aber der Caspase 8 von der Öffnung der mitochondrialen Mikropore mPTP mit subsequenter Freisetzung von Cytochrom c abhängt, weisen sowohl der Erhalt des mitochondrialen Transmembranpotentials als auch die Reduktion der Caspase 9 auf eine HBO-induzierte Hemmung des mitochondrialen Apoptosepathways hin. Unterstützt wird diese Hypothese durch die Tatsache, dass sowohl die Caspase 8 als auch das Bax-Protein entscheidende Effektoren der extra-mitochondrialen Apoptose sind und beide durch die HBO nicht signifikant beeinflusst wurden (Palzur et al. 2008).

Es hat sich gezeigt, dass beim SHT bereits 10 min nach Trauma eine deutliche Infiltration des Hirngewebes mit polymorph-kernigen neutrophilen Granulozyten eintritt, welche ihr Maximum nach 48 h erreicht und bis zu 120 h persistieren kann (Vlodavsky et al. 2006; Hausmann et al. 1999; Royo et al. 1999). Sowohl die NBO als auch HBO führten im experimentellen SHT-Setting zur signifikanten Reduktion der Neutrophileninvasion vor allem in der inneren Schicht der peritraumatischen Zone. Hinsichtlich der Effektivität war jedoch die HBO der NBO deutlich überlegen. Des Weiteren war durch die HBO eine signifikante Hemmung der Matrix-Metalloproteinase 9 (MMP-9) zu verzeichnen. Die MMPs, welche vor allem von invadierenden Entzündungszellen freigesetzt werden, tragen entscheidend zur Neuroinflammation und neuronalem Zelluntergang beim SHT bei. So wiesen MMP-9-Knockout-Mäuse signifikant geringere ischämische und traumatische Hirnläsionen als die Wildtyp-Tiere auf (Vlodavsky et al. 2006; Lo et al. 2002).

In Bezug auf das therapeutische Zeitfenster der HBO beim SHT konnten Wang et al. 2010 eine signifikante Überlegenheit einer frühzeitigen HBO, ähnlich wie beim ischämischen Insult nachweisen. Ratten mit einer HBO-Behandlung 3,6 und 12 h nach SHT zeigten eine signifikante Reduktion von Hirnödem und neurologischem Defizit gegenüber der Kontrollgruppe. Zudem war histologisch die Dichte der intakten Neurone in der Penumbra bei den hyperoxygenierten Tieren signifikant erhöht. Bei einem Delay von 24–72 h zwischen SHT und HBO konnten keine der obig genannten Veränderungen mehr beobachtet werden. Jedoch erzielte in diesen Gruppen die Anwendung von multiplen hyperbaren Oxygenationen nach

SHT eine Verlängerung des therapeutischen Zeitfensters auf 48 h. Bei der Gruppe mit 24-Std.-Delay zeigten 2 HBO-Anwendungen einen signifikanten Benefit hinsichtlich neurologischem Defizit und Neuronenerhalt. Die Tiere mit einer HBO nach 48 h wiesen nach 3–5 HBO-Anwendungen ähnliche neuroprotektive Effekte auf. Jedoch war zwischen 3 und 5 HBO-Wiederholungen kein signifikanter Unterschied zu beobachten. Es scheint daher, dass bei einem Delay von 48 h beliebige HBO-Wiederholungen über 3 Anwendungen hinaus keinen weiteren therapeutischen Benefit zu haben scheinen (Wang et al. 2010). Dass aber eine repetitive HBO im Akutstadium nach SHT durchaus neuroregenerative Prozesse induziert, zeigt eine kürzlich durchgeführte experimentelle Studie an Ratten an der Medizinischen Universität Graz unter Zusammenarbeit der Kliniken für Neurologie, Neurochirurgie, Thorax- und hyperbare Chirurgie sowie dem Zentrum für Grundlagenforschung. Nach 3 Wochen und insgesamt 12 HBO-Anwendungen im Akutstadium nach standardisiertem Trauma konnte im ipsilateralen Kortex der HBO-Ratten eine signifikante Verkürzung der zentralen Überleitungszeit somatosensibel evozierter Potentiale gemessen werden. Gleichzeitig war ebenfalls nach 3 Wochen ein signifikanter Anstieg der 21,5 kDa-Isoform des Myelin-Basischen Proteins (MBP) zu beobachten. Aus diesen Ergebnissen kann abgeleitet werden, dass die wiederholte Anwendung der HBO unmittelbar nach SHT zur Remyelinisierung geschädigter Axone in der weißen Substanz beiträgt. Dass sich dadurch auch die neuronale Funktionalität verbessert, wurde im selben Experiment ebenfalls bestätigt. Die Ratten der HBO-Gruppe zeigten nach der 12. HBO eine signifikante Verbesserung der sensomotorischen Funktion auf das Niveau der nicht traumatisierten Kontrollgruppe (Rotarod-Laufrad-Test) (Kraitsy et al. 2014).

2.1.3 Aktuelle klinische Datenlage zur HBO beim akuten Schädel-Hirn-Trauma

Betrachtet man das HBO-Protokoll beim SHT, wird ersichtlich, dass in den klinischen Studien vorrangig mit 1,5 ATA und 60-minütiger Behandlungsdauer oxygeniert wird. Der Vorteil dieser „low-pressure-HBO" liegt neben dem bereits angesprochenen verbesserten, oxidativen Glukosemetabolimus vor allem in der Sicherheit der HBO hinsichtlich der Sauerstofftoxizität. So waren in 3 prospektiven, randomisierten Studien von Rockswold et al. bei 1826 HBO-Sitzungen an insgesamt 130 Patienten lediglich 10 Fälle von transienter, pulmonaler Nebenwirkung durch die HBO zu beobachten. Anzeichen neuronaler Toxizität bestanden bei keinem der hyperoxygenierten Patienten (Rockswold et al. 1992, 2010, 2013). Hinsichtlich der Effektivität der low-pressure HBO in Bezug auf die obig beschriebenen

Mechanismen der Neuroprotektion muss jedoch einschränkend erwähnt werden, dass die Studien zur Apoptose und Neuroinflammation unter einem Druck von 2,8–3,0 ATA durchgeführt wurden und daher die experimentellen Ergebnisse nur unter Vorbehalt auf den klinischen Bereich übertragen werden können.

Die derzeit aussagekräftigsten Ergebnisse der HBO in der klinischen Anwendung beim schweren SHT (GCS < 9) liefern die prospektiven, randomisierten Studien der Gruppe um Rockswold von 1992–2013 (Rockswold et al. 1992, 2013). In der ersten prospektiven RCT konnte bei einer HBO mit 1,5 ATA/60 min eine signifikante Reduktion der Mortalität von 32 % in der Kontrollgruppe auf lediglich 17 % in der HBO beobachtet werden. In einer Subgruppenanalyse lag bei den HBO-Patienten mit einem GCS von 4–6 sowie ICP $\geq$ 20 mmHg (> als 20 min) sogar eine 50 % geringere Mortalitätsrate als in den Kontrollgruppen vor (Rockswold et al. 1992). In zwei weiteren klinischen Studien wurde einerseits die Effektivität der HBO beim schweren SHT hinsichtlich des zerebralen Metabolismus und der Senkung des ICP evaluiert und andererseits ein Vergleich zwischen HBO und NBO gezogen. Zudem erfolgte die Beurteilung einer HBO+NBO-Kombination beim schweren SHT (Rockswold et al. 2010, 2013). Es zeigte sich, dass durch die „low-pressure-HBO" klinisch eine signifikante Verbesserung des aeroben, zerebralen Stoffwechsels sowie Senkung des ICP erreicht werden kann. Im Vergleich zur Kontrollgruppe verzeichneten die HBO-Patienten einen Anstieg des zerebralen Sauerstoffumsatzes ($CMRO_2$: cerebral metabolic rate of oxygen) um 32 %, wobei jedoch nur diejenigen Patienten mit eingangs normalem bzw. reduziertem CBF signifikante prä- und posttherapeutische Unterschiede aufwiesen. Zudem war eine signifikante Abnahme der lokalen Laktatkonzentration im Mikodialysat um 13 % durch die HBO und 7 % durch die NBO zu sehen. Auch der Laktat-Pyruvat-Quotient, ein Marker für den anaeroben, mitochondrialen Stoffwechsel, zeigte eine signifikante Senkung um 10 % durch die HBO und lediglich 3 % durch die NBO. Dass die HBO in der Verbesserung des oxidativen, zerebralen Stoffwechsels der NBO signifikant überlegen ist, wird auch bei der Betrachtung des gemessenen Gewebesauerstoffpartialdrucks ersichtlich, welcher bei 51 % der HBO-Patienten, jedoch nur bei 5 % der NBO-Patienten über den dafür essentiellen 200 mmHg lag. Auch der intrakranielle Druck unterfuhr nur bei hyperbarer Oxygenierung eine signifikante Senkung (Rockswold et al. 2010).

In einem Supplement zur RCT von 2010 untersuchten Rockswold et al. 2013 die Effektivität einer kombinierten HBO+NBO-Therapie beim schweren SHT, ausgehend von der Beobachtung, dass die Veränderungen der Parameter des zerebralen Stoffwechsels ($CMRO_2$, Laktat, L/P-Ratio) nicht während der HBO sondern erst in der posttherapeutischen Phase 6–24 h nach HBO eintraten. Demnach wurden die Patienten der Behandlungsgruppe an drei aufeinander folgenden Tagen einer

Oxygenierung mit 1,5 ATA für 60 min, gefolgt von 1,0 ATA für 180 min unterzogen (NBO: normobare Oxygenierung). Die Studie zeigte, dass durch die HBO+NBO-Kombination ein Anstieg des pO_2 in der traumatischen Penumbra um 600 % gegenüber der Kontrollgruppe resultierte. Die Laktatkonzentration im Mikrodialysat lag 14 % unter dem Wert der Kontrollgruppe und auch der Laktat-Pyruvat-Quotient wurde deutlich gesenkt. Ebenso lag der ICP in der HBO+NBO-Gruppe während der Therapie signifikant unter der Kontrollgruppe, wobei dieser Unterschied sogar bis zur nächsten HBO+NBO-Sitzung persistierte. Laut Rockswold et al. kann demnach beim SHT von einem HBO+NBO-Synergismus ausgegangen werden, indem durch die HBO Mechanismen im Gehirn in Gang gesetzt werden, die in der posttherapeutischen Phase die Nutzung des erhöhten pO_2 erlauben. Dies spiegelt sich auch in der Mortalität wider, welche in dieser Studie um 26 % gesenkt werden konnte (Rockswold et al. 2013). Derzeit noch widersprüchlich wird die Frage nach dem funktionellen neurologischen Outcome, gemessen anhand der Glasgow-Outcome-Skala, beantwortet. Während in einer frühen Studie von Holbach et al. 33 % der HBO-Patienten und nur 6 % der Kontrollgruppe ein „günstiges" funktionelles Ergebnis aufwiesen, war bei Rockswold et al. 1992 kein signifikanter Unterschied im GOS zwischen den Studiengruppen zu sehen. Lediglich die Kombination aus HBO und NBO zeigte eine signifikante Besserung des GOS um 36 % (Rockswold et al. 1992, 2007, 2013; Holbach et al. 1974).

Trotz der vielversprechenden Ergebnisse sowohl aus dem experimentellen als auch klinischen Sektor wird in einem aktuellen systematischen Cochrane-Review der Routineeinsatz der HBO beim Schädel-Hirn-Trauma nicht empfohlen. Zwar wurde basierend auf den Daten sieben eingeschlossener, klinischer HBO-Studien eine absolute Mortalitätsrisikosenkung von 15 % sowie eine NNT von 7 zur Vermeidung eines Todesfalls als statistisch signifikant bewertet, jedoch war hinsichtlich des neurofunktionellen Outcomes kein auf die HBO zurückzuführender Benefit festzustellen. Zudem muss die Verbesserung des GCS von 2,68 Punkten durch die HBO in Abhängigkeit von initialen GCS-Wert gesehen werden, da beispielsweise eine Verbesserung von 12 auf 15 Punkte einen deutlichen Benefit darstellt, ein Anstieg von 3 auf 6 Punkten für den Patienten jedoch nur eine geringe Verbesserung seines kritischen Zustand ausmacht (Bennet et al. 2012).

2.1.4 Kriterien für den klinischen HBO-Einsatz beim Schädel-Hirn-Trauma

Nach K. K. Jain sollten bei der additiven Anwendung der HBO im Therapiekonzept des SHT folgende Konditionen erfüllt sein (Jain 2009).

Konditionen für die additive Anwendung der HBO nach K. K. Jain (2009):

1. In die Behandlung des Patienten sollte ein(e) Neurochirurg(in) involviert sein.
2. Die HBO sollte innerhalb 12 h nach Trauma initiiert werden, ausgenommen bei einer akuten, bedrohlichen Verschlechterung des klinischen Zustandsbildes des Patienten.
3. Eine konstante ICP-Messung muss durchgeführt werden.
4. Mehrere Methoden zur Senkung des ICP, wie Hyperventilation für die ersten 48 h nach Trauma sowie Erwägung eines Barbituratkomas sollten angewandt werden.
5. Ein erfahrenes HBO-Team sollte hinzugezogen werden.
6. Ein HBO-Protokoll mit einem Behandlungsdruck zwischen 1,5–2,0 ATA sollte durchgeführt werden.
7. Die HBO kann dabei in Abhängigkeit vom klinischen Status, ICP, Messungen des zerebralen Metabolismus, Bildgebung und CBF-Werten im 4, 6, 8 oder 12 Stundenintervall wiederholt werden.
8. Zentralvenöse Messungen von Blutzucker, pH und Laktat sind nötig. Ziel ist das Erreichen geringster Laktatkonzentrationen sowie ein Anstieg des pH.
9. Der zerebrale Perfusionsdruck sollte über 70 mmHg liegen.
10. Den Patienten sollte eine antikonvulsive Medikation verabreicht werden.

2.2   HBO in der Behandlung von Spätfolgen nach Schädel-Hirn-Trauma

Nach einem Schädel-Hirn-Trauma leiden etwa 20 % der überlebenden Patienten an Folgeschäden, welche nicht mit einer unabhängigen Lebensführung vereinbar sind. Bei weiteren 40 % stellen sich persistierende Beschwerden ein, welche zu Problemen in der Bewältigung alltäglicher Aufgaben führen. Dabei können die Spätfolgen nach SHT in folgende 4 Kategorien unterteilt werden (Hütter et al. 2004).

Spätfolgen nach SHT:
1. *Neurologische Folgen:*
   Dazu zählen unter anderem Dysfunktionen der zerebralen Hemisphären, Läsionen der Hirnnerven, posttraumatische Epilepsien und motorische Störungen.

2. *Neuropsychologische Folgen:*
Hierbei stehen Veränderungen kognitiver Funktionen, wie z. B. Störungen der Gedächtnisleistung im Vordergrund.
3. *Psychiatrisch-psychopathologische Folgen:*
Neben Persönlichkeitsstörungen und Psychosen manifestieren sich auch emotionale Störungen, Depressionen und Angststörungen.
4. *Psychosoziale Folgen:*
Es können Änderungen der Freizeitgestaltung, des Arbeits- und Sozialverhaltens, des familiären Zusammenlebens sowie von Sexual- und Suchtverhalten beobachtet werden.

2.2.1 Posttraumatische Belastungsstörung und postkontusionelles Syndrom

Mit zunehmender Häufigkeit werden nach SHT Angststörungen, wie Panikstörungen, Phobien, Zwangsstörungen sowie das posttraumatische Belastungssyndrom, kurz PTBS diagnostiziert (Hütter et al. 2004). Die PTBS ist als eine verzögerte bzw. protrahierte Folgereaktion auf ein schweres psychisches Trauma mit einer Symptomtrias aus intrusiven Rekollektionen, Vermeidungsverhalten und vegetativer Übererregtheit definiert. Die Symptomgruppen des PTBS sind in Tab. 2.2 zusammengefasst:

Das Vollbild der PTBS tritt dabei meist erst mit einer Latenz von wenigen Wochen bis Monaten nach Mono- oder Kumulativtrauma in Erscheinung. Obgleich bei einem Viertel der Patienten mit PTBS innerhalb des ersten Krankheitsjahres eine Spontanremission zu beobachten ist, zeigen doch mehr als 30 % der PTBS-Patienten eine Chronifizierung der Symptomatik über mehrere Jahre hinaus. Diese chronifizierten PTBS-Fälle gehen in ihrem Verlauf häufig mit psychiatrischen Komorbiditäten, wie depressiven Erkrankungen, Angststörungen, Substanzabhängigkeit oder andauernden Persönlichkeitsveränderungen einher (Rothenhäusler und Täschner 2007). Die Entwicklung einer PTBS aus einem SHT heraus galt nach früherer Meinung als unmöglich, da durch die gestörte Bewusstseinslage während des SHT sowie durch die posttraumatische Amnesie die Bildung von Trauma-bezogenen Erinnerungen verhindert wird. Jedoch zeigen Berichte über PTBS-Fälle nach SHT mit posttraumatischer Amnesie, dass sich ein SHT und die Entwicklung einer chronischen PTBS nicht gegenseitig ausschließen (Hütter et al. 2004; Bryant et al. 2011). Die Ausbildung einer PTBS kann dabei über Mechanismen wie Angstkonditionierung, Rekonstruktion von Erinnerungen sowie Traumatisierung durch postamnestische Erlebnisse ablaufen (Bryant et al. 2011).

Tab. 2.2 Charakteristische Symptome der posttraumatischen Belastungsstörung. (Rothenhäusler und Täschner 2007)

Symptomgruppen	Symptome
Intrusive Rekollektionen (*„Intrusionen"*)	Wiederholtes Erleben des Traumas in sich aufdrängenden Erinnerungen („flashbacks"), Träumen oder Alpträumen
	Plötzliches Handeln oder Fühlen, als ob das Trauma wiederkehrt
	Intensive psychische und körperliche Belastung bei Ereignissen, die das Trauma symbolisieren oder ihm ähnlich sind
Vermeidungsverhalten	Vermeiden von Gedanken, Gefühlen, Gesprächen, Aktivitäten, Orten sowie Menschen oder Erinnerungen, die mit dem Trauma verbunden werden
	Unfähigkeit, sich an wichtige Aspekte des Traumas zu erinnern
	Gleichgültigkeit gegen andere Menschen
	Teilnahmslosigkeit der Umgebung gegenüber
	Gefühl von Betäubtsein und emotionaler Stumpfheit
	Anhedonie
Vegetative Übererregtheit (*„Hyperarousal"*)	Ein- und Durchschlafstörungen
	Reizbarkeit bis hin zu Wutausbrüchen
	Konzentrationsschwierigkeiten
	Übertriebene Schreckreaktion
	Übermäßige Wachsamkeit („Hypervigilität")

Eine weitere, vor allem nach mildem SHT beobachtete Spätfolge stellt das postkontusionelle Syndrom (PKS) dar. Das PKS, welches vor allem in den ersten Wochen nach SHT in Erscheinung tritt, beschreibt einen Symptomkomplex aus Beschwerden auf somatischer, kognitiver, behavioraler sowie affektiver Ebene.

Folgende Symptome kennzeichnen das PKS, wobei nach der ICD-10 zur PKS-Diagnose 3 oder mehrere Symptome vorliegen sollten (Hütter et al. 2004; Reddy 2011):

1. Kopfschmerzen
2. Benommenheit/Schwindel
3. Müdigkeit
4. Konzentrationsstörungen/Probleme beim Lösen intellektueller Aufgaben
5. Gedächtnisstörungen/Vergesslichkeit
6. Schlafstörungen
7. Reduzierte Toleranz gegen Stress und emotionale Erregung
8. Alkoholunverträglichkeit

Zusätzlich zu den obigen Beschwerden können Symptome wie Angst, Depression, Verlust von Selbstvertrauen sowie die Befürchtung einer ständigen Hirnschädigung hinzukommen, welche die primären Symptome verstärken (Hütter et al. 2004; Reddy 2011). Hinsichtlich des Verlaufs des PKS, ist bei einer Mehrzahl der Patienten mit einer Erholung binnen 3–6 Monate nach Trauma zu rechnen. Andererseits zeigen 15 % der Patienten auch noch ein Jahr nach SHT Symptome des PKS, so dass in diesen Fällen von einem persistierenden PKS gesprochen werden muss (Hütter et al. 2004). Bei der diagnostischen Zuordnung psychischer Folgeschäden nach SHT stellt sich die Problematik der Überlappung der einzelnen Syndrome. So weisen eine Vielzahl von Patienten Symptome auf, die sowohl der PTBS als auch PKS zugeordnet werden können (Hütter et al. 2004; Bryant 2011; Williams et al. 2010). Darüber hinaus hat sich gezeigt, dass beide Syndrome bei einem Patienten auch simultan vorliegen können. In einer kürzlich publizierten Studie über die Prävalenz von chronischem Schmerzsyndrom, PTBS und PKS bei Soldaten des Irakkriegs, wiesen 42,1 % der Soldaten mit SHT Beschwerden aller drei Symptomkomplexe auf. Nachfolgende Abb. 2.3 beschreibt die prozentuale Verteilung der Symptome der 340 untersuchten Kriegsveteranen (Lew et al. 2009).

Betrachtet man die Überlappungen der Symptome hinsichtlich der morphologischen Veränderungen, so lassen sich neuropathologische Gemeinsamkeiten der PTBS und PKS ausmachen. So weisen beide Syndrome pathologische Veränderungen und Volumenreduktionen des Hippocampus auf (Risdall et al. 2011; Leddy

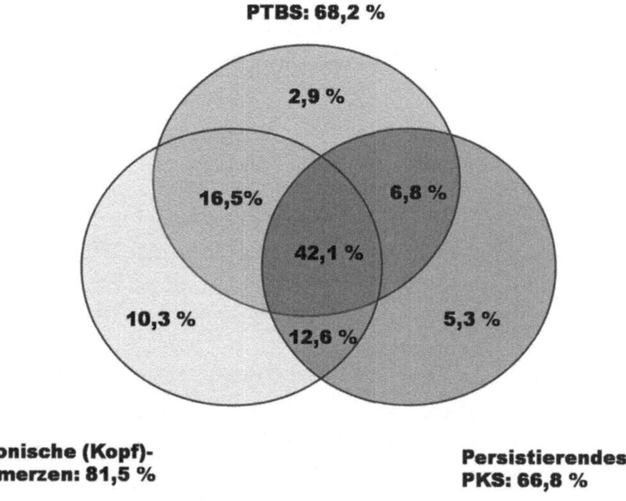

Abb. 2.3 Häufigkeitsverteilung der Symptomtrias PTBS, PKS und chronisches Schmerzsyndrom. (Lew et al. 2009; Risdall et al. 2011)

et al. 2012). Es wird davon ausgegangen, dass durch die traumatische Schädigung des präfrontalen Kortex dessen hemmende Wirkung auf die Amygdala gestört ist, woraus die gesteigerten Angstreaktionen der PTBS resultieren (Bryant 2011). Globale und regionale Störungen des zerebralen Blutflusses nach SHT, welche mittels der Einzelphoton-Emissionscomputertomographie (SPECT) verifiziert werden konnten, Schädigungen der Axone der langen Bahnen sowie neurometabolische Veränderungen bilden die neuropathologische Basis des PKS (Hütter et al. 2004; Leddy et al. 2012).

2.2.2   Therapie von PTBS und PKS

Therapeutisch wird bei der PTBS eine Kombination aus psychotherapeutischen Verfahren und pharmakologischer Intervention herangezogen. Medikamente der ersten Wahl sind die selektiven Serotonin-Reuptake-Hemmer (SSRI), wobei in Österreich Sertralin und Paroxetin zur Behandlung der PTBS zugelassen sind. Die Psychotherapie beim PTBS ist nach einem phasenorientierten Vorgehen, bestehend aus Stabilisierung, Traumabearbeitung und Rehabilitation aufgebaut (Rothenhäusler und Täschner 2007).

Beim PKS wird in der frühen posttraumatischen Phase eine körperliche sowie kognitive Schonung empfohlen. Psychotherapeutisch zeigen eine Psychoedukation, kognitive Verhaltenstherapie sowie die neurokognitive Rehabilitation positive Ergebnisse. Medikamentös werden beim PKS zumeist Antidepressiva verschrieben, wobei auch hier den SSRI sowie Triczyklischen Antidepressiva der Vorzug gewährt wird (Leddy et al. 2012). Aktuell wird beim PKS nach der Akutphase ein progressives aerobes Training mit symptomfreier, kontrollierter Belastung empfohlen, da sich dadurch deutliche Verbesserungen der kognitiven Funktionen zeigen (Leddy et al. 2012).

Für die kombinierte Diagnose PTBS und PKS nach SHT liegt jedoch derzeit keine effektive Therapie vor, weshalb vor Entwicklung eines Therapiekonzepts für beide Erkrankungen folgende Fragen zu klären sind (Harch et al. 2012; Kennedy et al. 2007):

▶   Kann das Therapiekonzept der PTBS ohne SHT auch zur Behandlung der PTBS-Symptome mit zugrunde liegendem SHT beziehungsweise zusätzlichem PKS herangezogen werden?
Können sich durch das SHT oder PKS Therapien ergeben, die sich auf die PTBS potentiell nachteilig auswirken?
Können sich durch die PTBS Komplikationen für die Behandlung bzw. Rehabilitation des SHT ergeben?

2.2.3   HBO-Einsatz bei chronischen Folgeschäden nach SHT – low pressure HBO

Die Anwendung der HBO im chronischen Stadium nach zerebralen Läsionen (> 1 Monat nach Hirnschädigung) geht auf die klinischen Berichte des amerikanischen HBO-Forschers und Gründer des Ocean Hyperbaric Centers in Florida, Richard A. Neubauer aus den 1980–1990er Jahren zurück. Die Gruppe um Neubauer setzte die low-pressure HBO mit 1,5 ATA im Spätstadium von neurologischen Erkrankungen, wie globaler zerebraler Ischämie, Koma oder SHT ein und beobachtete dabei enorme Verbesserungen der neurologischen sowie kognitiven Funktionen der Patienten (Jain 2009). Die aktuellen Erkenntnisse zur HBO bei chronischem SHT bzw. in der Behandlung der Spätfolgen basieren vor allem auf den experimentellen und klinischen Untersuchungen der Gruppe um den amerikanischen HBO-Mediziner Paul G. Harch et al. (2007, 2009, 2012). In der ersten experimentell durchgeführten Studie zur Anwendung der low-pressure HBO im Spätstadium nach SHT wurden Ratten ab dem 51. Tag nach Trauma insgesamt 78 HBO-Anwendungen bei 1,5 ATA/90 min unterzogen. Neben einer signifikanten Verbesserung des räumlich-gedanklichen Leistungsvermögens, beurteilt durch das Morris-Wasserlabyrinth, wiesen die hyperoxygenierten Tiere am Versuchsende nach 120 Tagen im Vergleich zu den Kontrollgruppen eine signifikant höhere zerebrovaskuläre Gefäßdichte im Hippocampus auf. Zudem konnte in der HBO-Gruppe die Korrelation aus verbesserter kognitiver Verhaltensleistung und erhöhter hippocampaler Gefäßdichte signifikant bestätigt werden. Diese Korrelation ist auch aus neurophysiologischer Sicht nachvollziehbar, da das räumliche Denken vor allem im Hippocampus gesteuert wird. Der Hippocampus entspricht in diesem Experiment der periläsionellen Zone mit neurologischer Restfunktion (= traumatische Penumbra), die durch eine HBO-induzierte Vaskularisierung aufrechterhalten wird (Harch et al. 2007). Auf diesen Erkenntnissen aufbauend wurde 2009 erstmals die low-pressure HBO bei einem Patienten mit der kombinierten Diagnose PTBS und PKS nach SHT eingesetzt. Der 25-jährige US-Soldat mit explosionsbedingtem SHT berichtete über seit 3 Jahren bestehende multiple PKS-Symptome sowie im Krankheitsverlauf hinzukommender PTBS. Die HBO-Behandlung erfolgte bei 1,5 ATA/60 min, 2-mal täglicher Anwendung mit insgesamt 39 Tauchgängen. Bereits nach der ersten HBO berichtete der Patient über ein komplettes Sistieren seiner Kopfschmerzen und nach der 12. HBO konnten deutliche Verbesserungen der Schlafstörungen, Depressionen sowie Abgeschlagenheit festgehalten werden. Besonders eindrucksvoll war jedoch die Beobachtung, dass nach der 25. HBO die Symptome der PTBS vollständig verschwanden. So konnte der Soldat in einer zweiten Evaluierung nach der 37. HBO über eine entscheidende Verbesserung der Symptome Kopfschmerz,

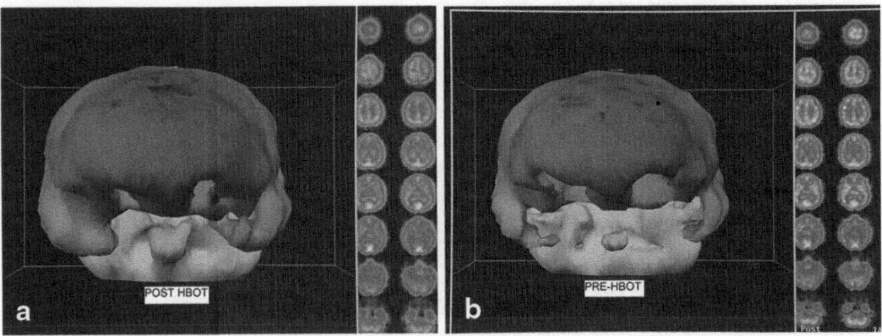

Abb. 2.4 SPECT-Analyse der zerebralen Durchblutung vor und nach HBO beim SHT. (Harch et al. 2009)

Schlafstörungen, Reizbarkeit, Depression, Fatigue, Unausgeglichenheit, Konzentrations- und Merkschwächen sowie über eine komplette Remission der PTBS berichten. Die in Abb. 2.4 abgebildeten, parallel durchgeführten Messungen des zerebralen Blutflusses anhand der SPECT-Darstellung zeigen ebenfalls deutliche Verbesserungen nach der HBO (Harch et al. 2009).

Wie in Abb. 2.4a ersichtlich, sind in der SPECT-Darstellung vor der HBO bilaterale, orbito-frontale und temporale Defizite der Hirndurchblutung sowie eine diffuse Heterogenität des zerebralen Blutflusses erkennbar. Nach Beendigung des HBO-Zyklus jedoch zeigen genau diese Bereiche eine deutliche Verbesserung der zerebralen Durchblutung bei generell homogener Verteilung des zerebralen Blutflusses (vgl. Abb. 2.4b) (Harch et al. 2009).

Nach diesem Erfolg wurde die erste klinische Studie zur low-pressure HBO bei explosionsbedingter SHT mit PKS und/oder PTBS initiiert und 2012 veröffentlicht. Ziel dieser Studie war die Evaluierung der prä- und posttherapeutischen Unterschiede durch die HBO hinsichtlich des klinisch-neurologischen sowie neuro-morphologischen Ergebnisses. Das HBO-Protokoll entsprach dem des Fallberichts von 2009, die maximale HBO-Anzahl lag bei 40 Tauchgängen. Eine Kontrollgruppe war nicht eingeschlossen. 80 % der Patienten berichteten nach der 40. HBO über eine deutliche Linderung ihrer Beschwerden. So wurden bei 44–93 % der Patienten Verbesserungen der somatischen, kognitiven und psychischen Symptome des PKS sowie der Symptome des PTBS festgehalten, wobei diese Veränderungen von 92 % der Patienten im Follow up nach 6 Monaten bestätigt wurden. Im physikalischen Status zeigten 87–100 % der Patienten deutliche Verbesserungen der am häufigsten diagnostizierten Gleichgewichts- und Koordinationsstörungen. Zudem konnte bei 64 % der Patienten, welche zuvor unter psychoaktiver und/oder analgetischer Medikation standen, eine deutliche Dosisreduktion bzw. Absetzen der Medikamente

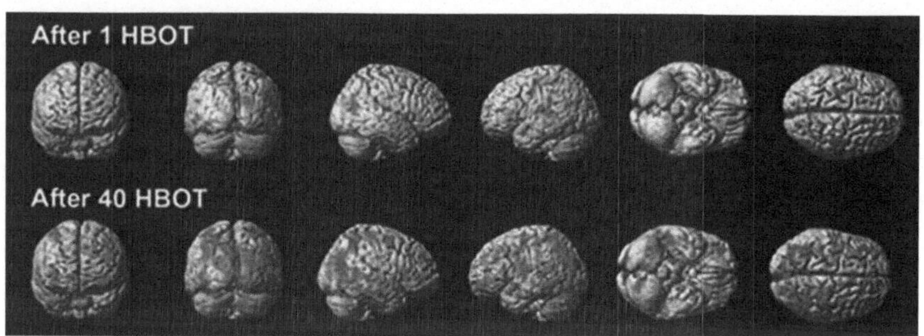

Abb. 2.5 Kortikales Mapping des CBF nach 1. und 40. HBO. (Harch et al. 2012)

erzielt werden. Anhand mehrerer durchgeführter psychometrischer Tests wurden deutliche Verbesserungen der intellektuellen Fähigkeiten beobachtet, wobei ein durchschnittlicher Anstieg des Intelligenzquotienten um 14,8 Punkte festgehalten werden konnte. Nach der 40. HBO erfüllten 8 von 14 Patienten nicht mehr die Diagnosekriterien der PTBS. Die Darstellung des zerebralen Blutflusses mittels SPECT-Imaging konnte sowohl nach der ersten wie auch 40. HBO signifikante Verbesserungen des zerebralen Blutflusses zeigen, wobei die deutlichsten Veränderungen in der weißen Substanz bzw. am Übergang zur Substantia grisea in der präzentralen, temporalen, thalamischen sowie occipitalen Region zu finden waren. Wie das kortikale Mapping in Abb. 2.5 zeigt, wiesen nach der 40. HBO deutlich mehr kortikale Regionen signifikante Verbesserungen des CBF auf, als nach der 1. HBO (rote Flächen = signifikante Verbesserungen des CBF) (Harch et al. 2012).

Dass die HBO zur deutlichen Besserung der Spätfolgen nach zerebraler Schädigung führt, wurde in der kürzlich veröffentlichen prospektiven Studie zur HBO bei Schlaganfall, Anoxie und SHT (HYBOBI: Hyperbaric Oxygen in chronic stable Brain Injury) klinisch bestätigt. Nach 60 low-pressure HBO-Anwendungen berichteten 20–51 % der Patienten über deutliche Verbesserungen der Parameter Gedächtnisleistung, Aufmerksamkeit/Konzentration, Gleichgewicht/Koordination, Ausdauer und Schlaf. Zudem gaben 93 % der Patienten an, dass sie an der Studie erneut teilnehmen würden. Objektive, standardisierte Tests konnten die klinischen Verbesserungen jedoch nicht bestätigen (Chiurchill et al. 2013).

Was Sie aus diesem Essential mitnehmen können

- HBO-Effekte, wie die Hemmung der mitochondrialen Apoptose, Verbesserung des oxidativen Glukosemetabolismus sowie Hemmung der Neutrophileninvasion führen in Summe zur Eindämmung der Penumbra-Infarkt-Transformation beim SHT und Insult. Die Remyelinisierung von geschädigten Axonen in der Substantia alba sowie Induktion der neuronalen Vaskulogenese resultieren in signifikanten klinischen Verbesserungen bei chronischen Folgeschäden nach SHT im Sinne der Neuroregeneration
- Bei der von den amerikanischen HBO-Forschern Neubauer und Harch entwickelten „low-pressure-HBO" werden Patienten mit neuro-psychiatrischen Spätschäden im chronischen Stadium des SHT einer wiederholten HBO mit 1,5 ATA unterzogen. Klinisch zeigt die wiederholte low-pressure-HBO eine eindrucksvolle Verbesserung der Symptomatik der posttraumatischen Belastungsstörung sowie des postkontusionellen Syndroms. Das morphologische Korrelat des klinisch sichtbaren HBO-Effekts kann dabei anhand zerebraler SPECT-Darstellungen belegt werden, indem sich eine deutliche Verbesserung zuvor hypoperfundierter Areale in verschiedenen Hirnregionen darstellen lässt.
- Von entscheidender Bedeutung bei der effektiven Anwendung der HBO in der Neurologie und Neurotraumatologie ist die maximale Verkürzung des Delays zwischen zerebralem Ereignis und Beginn der HBO auf unter 12 h. So ist bei der Akuttherapie des ischämischen Insults sowie des SHT ein therapeutischer Benefit sowohl in Bezug auf den morphologischen Parenchymerhalt als auch hinsichtlich des klinisch-funktionellen Ergebnisses fast ausschließlich bei einer HBO-Einleitung innerhalb 6 bis 12 h nach ischämischem Ereignis bzw. Reperfusionsbeginn zu erzielen.
- Weiterhin offen bleibt jedoch die Frage nach dem optimalen Behandlungsdruck beim akuten ischämischen Insult. Experimentell zeigte sich eine lineare Korrelation zwischen erhöhtem Behandlungsdruck (2,5–3,0 ATA) und

© Springer Fachmedien Wiesbaden 2016
D. Maurer, *Hyperbare Oxygenation in Neurologie und Neurotraumatologie*,
essentials, DOI 10.1007/978-3-658-13025-1

Infarktbegrenzung sowie Verbesserung der neuronalen Funktionalität. Klinisch war jedoch diesbezüglich kein Unterschied zwischen einer HBO bei 1,5 ATA und 2,5 ATA zu verzeichnen. Die Überlegenheit der hochdosierten HBO bei akuten ischämischen Ereignissen kann möglicherweise auf die dosis-abhängige Hemmung der Leukozytenadhäsion am Gefäßendothel zurückgeführt werden, welche nach derzeitiger Meinung erst bei 2,5–3,0 ATA signifikant blockiert wird.

Weiterführende Literatur

Adams RJ, Meador KJ, Sethi KD, Grotta JC, Thomson DS (1987) Graded neurologic scale for use in acute hemispheric stroke treatment protocols. Stroke 18(3):665–669

Anderson DC, Bottini AG, Jagiella WM, Westphal B, Ford S, Rockswold GL et al (1991) A pilot study of hyperbaric oxygen in the treatment of human stroke. Stroke 22(9):1137–1142

Atochin DN, Fisher D, Demchenko IT, Thom SR (2000) Neutrophil sequestration and the effect of hyperbaric oxygen in a rat model of temporary middle cerebral artery occlusion. Undersea Hyperb Med 27(4):185–190

Bennett MH, Trytko B, Jonker B (2012) Hyperbaric oxygen therapy for the adjunctive treatment of traumatic brain injury. Cochrane Database Syst Rev 12:CD004609

Beynon C, Unterberg AW (2011) Severe traumatic brain injury. Unfallchirurg 114(8):713–721; quiz 722–723

Brain Trauma Foundation, American Association of Neurological Surgeons, Congress of Neurological Surgeons (2007) Guidelines for the management of severe traumatic brain injury. J Neurotrauma 24(Suppl 1):1–106

Bryant R (2011) Post-traumatic stress disorder vs traumatic brain injury. Dialogues Clin Neurosci 13(3):251–262

Churchill S, Weaver LK, Deru K, Russo AA, Handrahan D, Orrison WW Jr et al (2013) A prospective trial of hyperbaric oxygen for chronic sequelae after brain injury (HYBOBI). Undersea Hyperb Med 40(2):165–193

Daugherty WP, Levasseur JE, Sun D, Rockswold GL, Bullock MR (2004) Effects of hyperbaric oxygen therapy on cerebral oxygenation and mitochondrial function following moderate lateral fluid-percussion injury in rats. J Neurosurg 101(3):499–504

Eschenfelder CC, Krug R, Yusofi AF, Meyne JK, Herdegen T, Koch A et al (2008) Neuroprotection by oxygen in acute transient focal cerebral ischemia is dose dependent and shows superiority of hyperbaric oxygenation. Cerebrovasc Dis 25(3):193–201

Garcia JH, Wagner S, Liu KF, Hu XJ (1995) Neurological deficit and extent of neuronal necrosis attributable to middle cerebral artery occlusion in rats. Statistical validation. Stroke 26(4):627–634; discussion 635

Harch PG, Kriedt C, Van Meter KW, Sutherland RJ (2007) Hyperbaric oxygen therapy improves spatial learning and memory in a rat model of chronic traumatic brain injury. Brain Res 1174:120–129

© Springer Fachmedien Wiesbaden 2016
D. Maurer, *Hyperbare Oxygenation in Neurologie und Neurotraumatologie*,
essentials, DOI 10.1007/978-3-658-13025-1

Harch PG, Fogarty EF, Staab PK, Van Meter K (2009) Low pressure hyperbaric oxygen therapy and SPECT brain imaging in the treatment of blast-induced chronic traumatic brain injury (post-concussion syndrome) and post traumatic stress disorder: a case report. Cases J 2:6538. 1626-2-6538

Harch PG, Andrews SR, Fogarty EF, Amen D, Pezzullo JC, Lucarini J et al (2012) A phase I study of low-pressure hyperbaric oxygen therapy for blast-induced post-concussion syndrome and post-traumatic stress disorder. J Neurotrauma 29(1):168–185

Hausmann R, Kaiser A, Lang C, Bohnert M, Betz P (1999) A quantitative immunohistochemical study on the time-dependent course of acute inflammatory cellular response to human brain injury. Int J Legal Med 112(4):227–232

Holbach KH, Wassmann H, Kolberg T (1974) Improved reversibility of the traumatic midbrain syndrome using hyperbaric oxygen. Acta Neurochir 30(3–4):247–256

Huang L, Obenaus A (2011) Hyperbaric oxygen therapy for traumatic brain injury. Med Gas Res 1(1):21. 9912-1-21

Hütter BO, Gilsbach JM (2004) In: Arolt V, Diefenbach A (Hrsg) Psychiatrie in der klinischen Medizin. Steinkopff Verlag, Darmstadt

Jacobson I, Lawson DD (1963) The effect of hyperbaric oxygen on experimental cerebral infarction in the dog. With preliminary correlations of cerebral blood flow at 2 atmospheres of oxygen. J Neurosurg 20:849–859

Jain KK (2009) Textbook of hyperbaric medicine. Hogrefe & Huber Publishers, Göttingen

Jennett B, Bond M (1975) Assessment of outcome after severe brain damage. Lancet 1(7905):480–484

Kennedy JE, Jaffee MS, Leskin GA, Stokes JW, Leal FO, Fitzpatrick PJ (2007) Posttraumatic stress disorder and posttraumatic stress disorder-like symptoms and mild traumatic brain injury. J Rehabil Res Dev 44(7):895–920

Kraitsy K, Ücal M, Grossauer S, Bruckmann L, Pfleger F, Ropele S et al (2014) Repetitive long-term hyperbaric oxygen treatment (HBOT) administered after experimental traumatic brain injury in rats induces significant remyelination and a recovery of sensorimotor function. PLoS ONE 9(5):e97750

Leddy JJ, Sandhu H, Sodhi V, Baker JG, Willer B (2012) Rehabilitation of concussion and post-concussion syndrome. Sports Health 4(2):147–154

Li J, Liu W, Ding S, Xu W, Guan Y, Zhang JH et al (2008) Hyperbaric oxygen preconditioning induces tolerance against brain ischemia-reperfusion injury by upregulation of antioxidant enzymes in rats. Brain Res 1210:223–229

Li JS, Zhang W, Kang ZM, Ding SJ, Liu WW, Zhang JH et al (2009) Hyperbaric oxygen preconditioning reduces ischemia-reperfusion injury by inhibition of apoptosis via mitochondrial pathway in rat brain. Neuroscience 159(4):1309–1315

Li Y, Zhou C, Calvert JW, Colohan AR, Zhang JH (2005) Multiple effects of hyperbaric oxygen on the expression of HIF-1 alpha and apoptotic genes in a global ischemia-hypotension rat model. Exp Neurol 191(1):198–210

Lichy C, Hacke W (2010) Stroke. Internist (Berl) 51(8):1003–1011

Lo EH, Wang X, Cuzner ML (2002) Extracellular proteolysis in brain injury and inflammation: role for plasminogen activators and matrix metalloproteinases. J Neurosci Res 69(1):1–9

Lou M, Eschenfelder CC, Herdegen T, Brecht S, Deuschl G (2004) Therapeutic window for use of hyperbaric oxygenation in focal transient ischemia in rats. Stroke 35(2):578–583

Michalski D, Hartig W, Schneider D, Hobohm C (2011) Use of normobaric and hyperbaric oxygen in acute focal cerebral ischemia – a preclinical and clinical review. Acta Neurol Scand 123(2):85–97

Miljkovic-Lolic M, Silbergleit R, Fiskum G, Rosenthal RE (2003) Neuroprotective effects of hyperbaric oxygen treatment in experimental focal cerebral ischemia are associated with reduced brain leukocyte myeloperoxidase activity. Brain Res 971(1):90–94

Mu J, Krafft PR, Zhang JH (2011) Hyperbaric oxygen therapy promotes neurogenesis: where do we stand? Med Gas Res 1(1):14

Nighoghossian N, Trouillas P, Adeleine P, Salord F (1995) Hyperbaric oxygen in the treatment of acute ischemic stroke. A double-blind pilot study. Stroke 26(8):1369–1372

Orgogozo JM, Capildeo R, Anagnostou CN, Juge O, Pere JJ, Dartigues JF et al (1983) Development of a neurological score for the clinical evaluation of sylvian infarctions. Presse Med 12(48):3039–3044

Ostrowski RP, Colohan AR, Zhang JH (2005) Mechanisms of hyperbaric oxygen-induced neuroprotection in a rat model of subarachnoid hemorrhage. J Cereb Blood Flow Metab 25(5):554–571

Palzur E, Vlodavsky E, Mulla H, Arieli R, Feinsod M, Soustiel JF (2004) Hyperbaric oxygen therapy for reduction of secondary brain damage in head injury: an animal model of brain contusion. J Neurotrauma 21(1):41–48. Oct;3(10 Suppl 2):396–405

Palzur E, Zaaroor M, Vlodavsky E, Milman F, Soustiel JF (2008) Neuroprotective effect of hyperbaric oxygen therapy in brain injury is mediated by preservation of mitochondrial membrane properties. Brain Res 1221:126–133

Schabitz WR, Schade H, Heiland S, Kollmar R, Bardutzky J, Henninger N et al (2004) Neuroprotection by hyperbaric oxygenation after experimental focal cerebral ischemia monitored by MRI. Stroke 35(5):1175–1179

Schellinger PD, Kollmar R, Meyding-Lamade UK, Fiebach JB, Hacke W (2005) Acute cerebral circulation problems. Internist (Berl) 46(9):982–993

Solmazgul E, Uzun G, Cermik H, Atasoyu EM, Aydinoz S, Yildiz S (2007) Hyperbaric oxygen therapy attenuates renal ischemia/reperfusion injury in rats. Urol Int 78(1):82–85

Stahel PF, Ertel W, Heyde CE (2005) Traumatic brain injury: impact on timing and modality of fracture care. Orthopade 34(9):852–864

Stocker R, Burgi U, Keller E, Imhof HG (2000) \ 49(10):913–926

Raghupathi R, Graham DI, McIntosh TK (2000) Apoptosis after traumatic brain injury. J Neurotrauma 17(10):927–938

Rankin J (1957) Cerebral vascular accidents in patients over the age of 60. II. prognosis. Scott Med J 2(5):200–215. 267

Ray SK, Dixon CE, Banik NL (2002) Molecular mechanisms in the pathogenesis of traumatic brain injury. Histol Histopathol 17(4):1137–1152

Reddy CC (2011) Postconcussion syndrome: a physiatrist's approach. PM R 3(10 Suppl 2):396–405

Ringelstein EB, Nabavi DG (2001) Der ischämische Schlaganfall – eine praxisorientierte Darstellung von Pathophysiologie, Diagnostik und Therapie. In: Brandt T, Hohlfeld R, Noth J, Reichmann J (Hrsg) Krankheiten peripherer Nerven. W. Kohlhammer, Stuttgart, S 265

Risdall JE, Menon DK (2011) Traumatic brain injury. Philos Trans R Soc Lond B Biol Sci 366(1562):241–250

Rockswold GL, Ford SE, Anderson DC, Bergman TA, Sherman RE (1992) Results of a prospective randomized trial for treatment of severely brain-injured patients with hyperbaric oxygen. J Neurosurg 76(6):929–934

Rockswold SB, Rockswold GL, Defillo A (2007) Hyperbaric oxygen in traumatic brain injury. Neurol Res 29(2):162–172. 268

Rockswold SB, Rockswold GL, Zaun DA, Zhang X, Cerra CE, Bergman TA et al (2010) A prospective, randomized clinical trial to compare the effect of hyperbaric to normobaric hyperoxia on cerebral metabolism, intracranial pressure, and oxygen toxicity in severe traumatic brain injury. J Neurosurg 112(5):1080–1094

Rockswold SB, Rockswold GL, Zaun DA, Liu J (2013) A prospective, randomized phase II clinical trial to evaluate the effect of combined hyperbaric and normobaric hyperoxia on cerebral metabolism, intracranial pressure, oxygen toxicity, and clinical outcome in severe traumatic brain injury. J Neurosurg 118(6):1317–1328

Rothenhäusler HP, Täschner KL (2007) Kompendium praktische Psychiatrie. Springer, Wien

Royo NC, Wahl F, Stutzmann JM (1999) Kinetics of polymorphonuclear neutrophil infiltration after a traumatic brain injury in rat. Neuroreport 10(6):1363–1367

Rusyniak DE, Kirk MA, May JD, Kao LW, Brizendine EJ, Welch JL et al (2003) Hyperbaric oxygen therapy in acute ischemic stroke: results of the hyperbaric oxygen in acute ischemic stroke trial pilot study. Stroke 34(2):571–574

Veltkamp R, Warner DS, Domoki F, Brinkhous AD, Toole JF, Busija DW (2000) Hyperbaric oxygen decreases infarct size and behavioral deficit after transient focal cerebral ischemia in rats. Brain Res 853(1):68–73

Veltkamp R, Siebing DA, Heiland S, Schoenffeldt-Varas P, Veltkamp C, Schwaninger M et al (2005a) Hyperbaric oxygen induces rapid protection against focal cerebral ischemia. Brain Res 1037(1–2):134–138

Veltkamp R, Siebing DA, Sun L, Heiland S, Bieber K, Marti HH et al (2005b) Hyperbaric oxygen reduces blood-brain barrier damage and edema after transient focal cerebral ischemia. Stroke 36(8):1679–1683

Vlodavsky E, Palzur E, Feinsod M, Soustiel JF (2005c) Evaluation of the apoptosis-related proteins of the BCL-2 family in the traumatic penumbra area of the rat model of cerebral contusion, treated by hyperbaric oxygen therapy: a quantitative immunohistochemical study. Acta Neuropathol 110(2):120–126

Vlodavsky E, Palzur E, Soustiel JF (2006) Hyperbaric oxygen therapy reduces neuroinflammation and expression of matrix metalloproteinase-9 in the rat model of traumatic brain injury. Neuropathol Appl Neurobiol 32(1):40–50

Wallesch CW, Unterberg A, Dietz V (2005) Neurotraumatologie. Georg Thieme Verlag KG, Stuttgart

Wang GH, Zhang XG, Jiang ZL, Li X, Peng LL, Li YC et al (2010) Neuroprotective effects of hyperbaric oxygen treatment on traumatic brain injury in the rat. J Neurotrauma 27(9):1733–1743

Weimar C, Weber R, Schlamann M, Hajjar K, Buck T, Diener HC (2013) Diagnostic and treatment of acute ischemic stroke. Dtsch Med Wochenschr 138(9):423–436

Werner C, Engelhard K (2007) Pathophysiology of traumatic brain injury. Br J Anaesth 99(1):4–9

Wong J, Hoe NW, Zhiwei F, Ng I (2005) Apoptosis and traumatic brain injury. Neurocrit Care 3(2):177–182

Williams WH, Potter S, Ryland H (2010) Mild traumatic brain injury and postconcussion syndrome: a neuropsychological perspective. J Neurol Neurosurg Psychiatry 81(10):1116–1122

Zweckberger K, Unterberg AW, Kiening KL (2011) Behandlung des schweren Schädel-Hirn-Trauma. J Neurol Neurochir Psychiatrie (Z Erkrank Nervensyst) 12(1):64–69